ÉTUDES

CLINIQUES ET THERMOMÉTRIQUES

SUR LES

MALADIES DU SYSTÈME NERVEUX

PARIS. — IMP. VICTOR GOUPY, 5, RUE GARANCIÈRE.

ÉTUDES

CLINIQUES ET THERMOMÉTRIQUES

SUR LES

MALADIES DU SYSTÈME NERVEUX

PAR

BOURNEVILLE

ANCIEN INTERNE DES HÔPITAUX DE PARIS, VICE-SECRÉTAIRE DE LA SOCIÉTÉ ANATOMIQUE,
LAURÉAT DE LA SOCIÉTÉ DE BIOLOGIE (PRIX GODARD), ETC.

DEUXIÈME FASCICULE

—

URÉMIE ET ÉCLAMPSIE PUERPÉRALE

ÉPILEPSIE ET HYSTÉRIE

PARIS

ADRIEN DELAHAYE, LIBRAIRE-ÉDITEUR

PLACE DE L'ÉCOLE-DE-MÉDECINE

—

1873

DEUXIÈME PARTIE

URÉMIE ET ÉCLAMPSIE PUERPÉRALE

Cette seconde partie de nos *Études* se compose :

1° D'une première série de faits communiqués en juillet 1871 à la *Société de Biologie* et publiés dans la *Revue photographique des hôpitaux de Paris* (1871, pages 85, 109, 147), et dans la *Gazette médicale* (1872);

2° D'une seconde série de faits communiqués à la même Société le 3 févier 1872 et insérés dans le *Mouvement médical* (n°ˢ 12, 14 et 15);

3° D'observations inédites recueillies, sur notre demande, par nos amis MM. P. Budin, Cornillon et Rosapelly.

CHAPITRE PREMIER.

De la température dans l'urémie.

L'étude de la température dans l'hémorrhagie cérébrale nous a fait voir qu'il y avait dans cette maladie plusieurs périodes thermométriques parfaitement distinctes : d'abord un *abaissement*, puis une *élévation* de la température centrale. Les deux affections que nous allons maintenant passer en revue vont nous offrir, *mais séparées*, ces deux mêmes périodes : en effet, l'*urémie* donne lieu à un abaissement continu de la température tandis que l'*éclampsie puerpérale* détermine, dès le début, une élévation de la température qui va toujours en augmentant.

Dans le cours de notre internat, nous avions recueilli plusieurs faits d'éclampsie puerpérale et nous avions constaté une augmentation de la température. Plus tard, durant le siége de Paris, ayant eu l'occasion de suivre la température chez deux malades atteints d'urémie, nous avons été surpris de voir que, loin de s'élever comme dans l'éclampsie puerpérale, la température s'abaissait graduellement. De là, l'idée de rechercher quelles étaient, sur ce point spécial, les opinions des auteurs et d'établir un parallèle entre l'urémie et plus particulièrement l'urémie éclamptique et l'éclampsie puerpérale. Pour l'éclampsie puerpérale, nos investigations historiques ont été presque sans résultat. En revanche, nous avons pu réunir un certain nombre de faits relatifs à l'urémie : c'est à l'exposé de ces faits et de ceux qui nous appartiennent qu'est consacré ce premier chapitre.

M. Kien, élève de M. Hirtz, a publié en 1865 une observation dans laquelle on trouve deux indications thermométriques. En voici l'analyse succincte :

OBSERVATION XX.

Urémie : attaques éclamptiques, coma, mort. — Altération urémique du sang. — Lésions cérébrales. (KIEN, in *Gaz. méd. de Strasbourg*, 1865, p. 12).

Héloïse Watremets, 36 ans. Suppression des règles à 35 ans, époque où elle a eu une albuminurie avec anasarque considérable. Ces accidents reviennent et disparaissent de nouveau dans le courant de la même année.

14 *nov.* Pouls à 104, régulier, peu développé, mais assez résistant. *Température normale.* Ni œdème, ni épanchements ; pas de vomissements, mais diarrhée abondante. *Urines rares* (200 gr. en 24 heures), jaunes, très-troubles, donnant par la chaleur et l'acide azotique un précipité très-considérable : tout le liquide semble se prendre en masse. Depuis cinq jours, lymphite diffuse du membre inférieur gauche.

15 *Nov.* La diarrhée continue ; vomissements aqueux et verdâtres. — 16-17 *Nov.* Les vomissements se répètent environ dix fois dans les 24 heures ; les évacuations alvines sont abondantes et très-liquides. Il n'y a presque plus d'urine.

18 *nov.* Grande faiblesse ; sécheresse de la bouche ; extrémités froides. — Pouls à 92, régulier, mais petit ; *température à* 36°,4. — Diarrhée et vomissements incoercibles. — *Suppression complète des urines.* — Réponses plus lentes, mais nettes ; somnolence et hébétude prononcées. Le soir, les vomissements et la diarrhée se sus-

pendent complétement et la nuit se passe dans un état demi-comateux.

19 *novembre.* « Ce matin, à cinq heures, *attaque éclamptique*, d'une minute de durée environ et suivie d'un profond coma qui dure une demi-heure, au bout de laquelle la lucidité revient à moitié. L'attaque se reproduit d'une façon identique à sept heures et à neuf heures. Ces attaques consistent en une perte complète de connaissance, accompagnée d'abord de *convulsions toniques* de tout le corps pendant lesquelles les membres se roidissent et se rapprochent, la respiration se suspend, la tête se renverse en arrière et la face prend l'expression d'une figure de satyre. Cette période, qui dure environ vingt minutes, est suivie de convulsions cloniques générales, pendant lesquelles la langue est mordue par les arcades dentaires, convulsivement rapprochées, et une écume sanguinolente est projetée hors de la bouche. Une demi-heure après la dernière attaque, à neuf heures du matin, le coma complet fait place à un état semicomateux qui persiste toute la journée. De temps en temps quelques secousses traversent encore le corps.

« L'haleine expirée est chargée d'ammoniaque, car au bout de cinq minutes (16 respirations par minute), elle bleuit fortement le papier rouge de tournesol humecté avec de l'eau distillée... Le sang d'une saignée de 120 gr., analysé par M. Hepp contient, sur 100 gr., 172 milligrammes d'urée, tandis qu'à l'état normal, d'après des expériences antérieures du même chimiste, le sang normal ne contient que 16 milligrammes sur 100 grammes. De plus M. Hepp a trouvé que le sang de la même saignée était fortement alcalin par suite de la présence de l'ammoniaque, constatée à l'aide de ses réactifs et séparée par vaporisation. »

20 *nov.* « Même état demi-comateux. Profonde stupeur du regard. Déglutition difficile. — P. à 80, très-petit; R. 16; T. 36°,8. — La malade meurt dans la matinée du 21 novembre. »

AUTOPSIE. Œdème et légère suffusion sanguine sous l'arachnoïde sur toute la surface des hémisphères cérébraux, tant à leur base qu'à leur convexité. Toute la *masse cérébrale est œdématiée* et plus consistante qu'à l'état normal. — *Rein* gauche, 145 gr., lobulé à la surface;

substance corticale atrophiée et réduite à la moitié de son épaisseur. *Rein* droit, 125 gr., plus altéré ; en quelques endroits la substance corticale et la substance tubuleuse ont complétement disparu et les calices arrivent sous la capsule propre. — M. Morel y constate, au microscope, une dégénérescence graisseuse avancée des canalicules urinifères et de la plupart des glomérules de Malpighi ; reins cirrhotiques, 3° degré de l'albuminurie.

Ni M. Kien, ni M. Hirtz qui a fait, à propos de cette observation, une leçon sur l'urémie (*Loc. cit.*, p. 13), n'ont insisté sur *l'abaissement de la température*. Il est à regretter aussi que les explorations thermométriques n'aient pas été pratiquées d'une façon plus régulière.

Dans un mémoire intéressant de M. W. Roberts (de Manchester), intitulé *The Pathological of suppression of Urine* (1) nous lisons le passage suivant témoignant que l'auteur a vu l'importance de la thermométrie en pareille circonstance.

« La température du corps, dit M. W. Roberts, ne paraît pas élevée dans l'empoisonnement urémique. Il y a là une condition qui ressemble à la fièvre et est même décrite comme telle, mais qui en diffère essentiellement, car elle n'est pas accompagnée d'une augmentation de la chaleur du corps. Dans mon second cas, le soir du septième jour de la suppression de l'urine, alors que la langue était sèche et la soif vive, la température était seulement à 37°, c'est-à-dire normale. A cette époque, il existait des symptômes évidents d'intoxication urémique... Dans un cas de maladie de Bright chronique que j'ai vu récemment, ce point me parut même plus frap-

<hr>

(1) *The Lancet*, 1868, vol. I, pages 654 et 682.

pant, car plus d'une quinzaine avant la mort, l'urine, devenue très-rare (9 à 12 onces en vingt-quatre heures), avait un poids spécifique de 1018-1020; la langue et la bouche étaient toujours sèches; le sommeil était agité, les pupilles étaient contractées; le malade était indifférent. Eh bien, la *température* axillaire, notée *presque* quotidiennement durant cette période, oscilla entre 34°,7 et 35°,8. Une inflammation érythémateuse des téguments œdématiés des jambes survint sans accroître la température et, chose plus étrange, une péricardite, qui se manifesta deux jours avant la mort, ne causa pas non plus la moindre élévation de la température : le thermomètre enregistrait encore 35°. »

Bientôt M. W. Roberts eut l'occasion de vérifier ses premiers aperçus sur la température dans l'urémie chez un malade dont il a aussi inséré l'histoire dans *The Lancet* (1). Nous la rapportons en l'abrégeant.

OBSERVATION XXI.

Obstruction permanente de l'uréthre gauche par un calcul (1864).
—Obstruction soudaine de l'uretère droit par un calcul (1868).
— Suppression d'urine; mort en dix jours. — Marche de la
température.

M. I.., 59 ans, grand, très-vigoureux, pesant 187 kilogrammes, souffrit en juillet 1864 de coliques néphrétiques à gauche. Deux petites pierres furent évacuées. Durant les quatre années qui suivirent, la santé, en général, fut bonne. Le 29 avril 1868, M. I...

(1) *On the pathology of suppression of Urine with a case*, 1870, vol. I, p. 868.

urina comme à l'ordinaire en se levant du lit. Mais, aussitôt après le déjeûner, sans cause appréciable, il ressentit une douleur subite dans la région lombaire droite avec un besoin pressant d'accomplir la miction. Il rendit, après des efforts, deux cuillerées à bouche d'urine sanglante. Malgré ces accidents, il alla à Manchester, distante de 16 milles de sa résidence. Pendant son séjour à la ville les douleurs lombaires et les envies fréquentes d'uriner persistèrent. Une demi-pinte d'urine sanguinolente fut encore évacuée et ce fut tout ce jour-là. Estomac irritable.

2ᵉ *jour* : Pas de miction. Douleur lombaire modérée. Vomissements.

3ᵉ *jour* : Le malade est levé, calme, ni douleurs, ni vomissements, mais des nausées. Nul besoin d'uriner. Pas de miction depuis 50 heures. Anorexie ; soif incommode ; la pointe de la langue tend à devenir sèche. Région lombaire droite sensible à la pression ; région lombaire gauche indolore. Ni rétraction des testicules, ni douleurs au pénis. Pouls à 73.

4ᵉ *jour* : Deux onces environ d'urine un peu sanglante ont été rendues; poids spécifique, 1010. Trace légère d'albumine. Cellules épithéliales ressemblant à celles du bassinet. Depuis ce moment jusqu'à la terminaison, M. I... ne rendit plus d'urine et, à la mort, la vessie fut trouvée vide. État général en apparence meilleur. Ni nausées, ni vomissements; soif moins vive; langue sèche à la pointe. Intelligence d'une netteté parfaite. Pupilles naturelles. P. 72 ; R. 24 ; Température axillaire 37°,77. *Diagnostic* : suppression de la fonction du rein gauche depuis quatre ans, due, selon toute probabilité, à l'oblitération de l'uretère gauche par un calcul ; obstruction de l'uretère droit par un calcul depuis le 29 avril, d'où anurie. *Pronostic* grave.

5ᵉ *jour* : Quelques nausées. Affaiblissement des forces. Légère sensibilité de la région lombaire. Pas d'odeur urineuse. P. 72 ; R. 24 ; T. ax. 37°,61.

6ᵉ *jour* : P. 72 ; R. 24 ; T. ax. 37°,61. Le sentiment de faiblesse, dont se plaint le malade, est le symptôme le plus prononcé. M. I... s'est levé, promené. Physionomie calme, mais un peu abattue ; céphalalgie légère ; répugnance à parler. Peu d'appétit ; langue moite, saburrale ; ni nausées, ni vomissements ; selles, mais seulement après l'administration de purgatifs. La nuit a été mauvaise ; somnolence, par instants, durant le jour. La région lombaire droite et le trajet de l'uretère correspondant sont plus sensibles à la pression.

7° *jour* : P. 76 ; R. 20 ; T. ax. 37°. Nuit très-agitée. Somnolence interrompue par des soubresauts. — La pointe de la langue incline vers la sécheresse. M. I... s'est levé et a pris avec plaisir quelque nourriture. Quatre selles après purgation. Pour la première fois on observe de légers tressaillements des muscles du tronc et des membres. Céphalalgie passagère. Pupilles normales.

8° *jour* : P. 76 ; R. 22 ; T. ax. 36°,7. Insomnie. Physionomie calme ; pas de confusion mentale ; tendance à la somnolence. Faiblesse croissante. Emaciation progressive. Soif plus vive ; appétit médiocre ; constipation. La région lombaire, surtout à droite, et le trajet de l'uretère droit sont plus douloureux à la pression. Proéminence des glandes sébacées de la face. La respiration est haletante ; l'inspiration s'accomplit avec peine ; l'expiration est courte, soudaine, suivie d'une pause prolongée.

9° *jour* : P. 76 ; R. 20 ; T. ax. 36°,33. Aggravation. Agitation plus grande. Sécheresse de la langue et de la voûte palatine ; soif inquiétante ; inappétence absolue ; vomissements, deux selles copieuses, provoquées. Aucune douleur aux lombes, etc. Céphalalgie peu intense ; pupilles légèrement contractées. — L'intelligence est nette, quand on excite le malade ; mais, abandonné à lui-même, il tombe dans un état de somnolence, ayant la bouche ouverte et respirant à de longs intervalles. M. I... se plaint d'un sentiment d'engourdissement dans les pieds, les mains et les mollets. Les spasmes musculaires sont plus fréquents et plus intenses.

10° *jour* : Dans la soirée d'hier, la faiblesse est allée croissante ; la nuit a été très-agitée. Besoins de défécation, sans effet. La soif, la sécheresse de la bouche, les spasmes musculaires sont allés en augmentant. A six heures du matin, respiration pénible ; suffocation imminente. Vomissements abondants. Impuissance à soulever les jambes, que le malade dit ne plus sentir. Pupilles très-contractées. Spasmes incessants, généralisés, mais n'allant pas jusqu'à produire un déplacement des membres. Respiration de plus en plus embarrassée. Mort à une heure de l'après-midi, sans coma ni attaques épileptiformes.

AUTOPSIE. — Tous les organes de l'abdomen — qui fut seul examiné — étaient sains, excepté les reins et les uretères. *Rein droit*, hypertrophié, 16 onces et demi (466 grammes) ; surface parsemée de nombreux points noirs, sanguinolents ; coupe pâle, anémiée. Ni le bassinet, ni l'uretère n'étaient dilatés. Ils contenaient environ deux cuillerées à café d'urine sanguinolente. On découvrit un petit *calcul* d'acide urique arrêté et serré fortement dans l'uretère, juste au-dessus de son entrée dans la vessie. Le calcul avait les dimensions et la forme d'un grain de chanvre ; il pesait 1 grain et un tiers (7 centigr.). Plusieurs incisions pratiquées sur les pyramides du rein mirent à nu des dépôts d'acide urique.

Rein gauche, complétement transformé en un sac lobulé, aussi large qu'un rein normal et contenant environ 5 onces (121 gr.) d'un liquide blanc, opaque, ayant l'aspect du lait, renfermant des myriades d'aiguilles d'urate de soude et une grande quantité d'albumine. Les parois du sac, résistantes, ressemblant à du cuir, avaient une épaisseur variant d'une à deux lignes. Nulle trace de substance corticale ou de pyramides. L'*uretère* gauche était oblitéré à son origine par un *calcul* d'acide urique, de forme conique, du poids de 52 grains. La surface du calcul était incrustée d'un revêtement d'urate de soude, blanc, inégal. Il était solidement fixé, à l'instar d'un bouchon, dans l'infundibulum de l'uretère. Le reste de ce canal était perméable et sans trace d'altération. — La *vessie* était vide. Le *cadavre* n'avait pas d'odeur urineuse ou ammoniacale.

Nous ferons remarquer avec M. W. Roberts : 1° que le *pouls* demeura presque stationnaire, ayant plutôt une légère tendance à augmenter de fréquence (72, 76, 80) ; — 2° que la *respiration* diminua progressivement de fré-

quence (24, 20, 15) ; — 3° que la *température* s'abaissa
d'une façon constante, en particulier
aux approches de la mort (fig. 23), ce
qui confirme la proposition formulée
par M. W. Roberts au début de son
travail, à savoir : « Si la suppression de
l'urine persiste, la température du
corps, à la longue, baisse et faiblit peu
à peu jusqu'à la mort. »

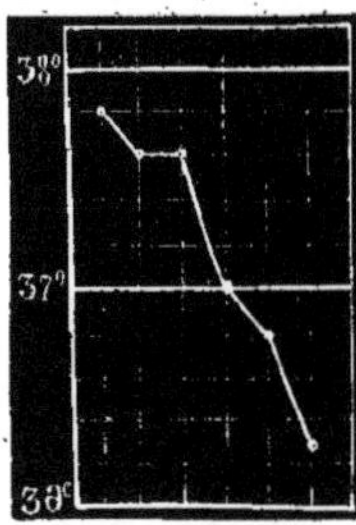

Fig. 23. Température axillaire prise une fois par jour.

Suivant l'ordre chronologique, nous devons citer
actuellement l'opinion émise par M. Hirtz dans l'article
Chaleur du *Dictionnaire de médecine et de chirurgie pratiques* (1869, t. VI, p. 794). Parlant des maladies qui s'accompagnent d'un *abaissement* de la température, il signale certains états toxiques du sang entravant l'oxydation chez les ivrognes, et surtout l'*urémie chronique* dans laquelle il a, une fois, constaté une descente de 34°,4.

Reprenons maintenant la relation des faits publiés
avec quelques détails. Sous le titre : — *Suppression de
l'urine, jaunisse* — M. Hutchinson a publié, dans *The
american Journal of the medical Sciences* (1870, n° CXIX,
p. 154), l'observation suivante que nous résumons.

OBSERVATION XXII.

URÉMIE INTERMITTENTE.

*Blennorrhagie. — Rétrécissement de l'urèthre. — Suppression de
l'urine. — Jaunisse. — Urémie : abaissement de la température
— Mort. — Abcès de la prostate. — Néphrite chronique.*

Il s'agit d'un homme de 40 ans qui eut une gonorrhée en 1860. Celle-ci guérit vite, mais laissa un rétrécissement de l'urèthre qui, à différentes reprises, nécessita l'emploi de la sonde. Le 23 février 1870, cet homme ne put uriner ; le cathétérisme, pratiqué deux fois, ne fit rien sortir. Deux heures après la dernière exploration, X... rendit 280 grammes d'urine foncée, contenant de l'albumine et dans laquelle le microscope fit découvrir de nombreux globules sanguins rouges. Le lendemain soir, il survint un ictère.

27 *février*. Pas de miction depuis la dernière note ; pas de matité à l'hypogastre. Pouls à 82 ; respiration un peu plus fréquente qu'à l'état sain. La langue et les dents sont couvertes d'un enduit sec et brunâtre ; la soif est vive ; la vésicule biliaire est sensible à la pression. Insomnie, etc.

28 *fév*. Le malade a rendu une petite quantité d'urine albumineuse, ne renfermant pas les matières colorantes de la bile.

1er *mars*. 73 gr. d'urine. Vomissements incoercibles ; hoquet. On remarqua plusieurs fois que la température de la surface du corps était basse. Le thermomètre, placé dans l'aisselle, donna 34°,44 et 36°. — Tous les symptômes qui précèdent, sauf la diminution de la sécrétion de l'urine, qui redevint libre le 4 mars, persistèrent avec la même intensité ; il s'y joignit même de la diarrhée. Le malade mourut, le 7 mars, sans avoir eu ni somnolence, ni tendance à la stupeur.

Autopsie. Nous ne mentionnerons que les lésions de l'appareil urinaire. Les *reins* sont hypertrophiés, ont une couleur jaune, pâle, et offrent les altérations d'une *néphrite chronique*. — Rétrécissement de la portion membraneuse de l'urèthre. — *Abcès* dans l'un des lobes de la prostate.

L'urémie, chez cet homme, a été intermittente puisqu'il y a eu expulsion, une fois de 280 gr. d'urine, une autre fois de 73 gr. et que, avant la mort, la sécrétion urinaire s'effectuait librement. Il n'y a rien d'étonnant par conséquent que, après être tombée à 34°,44, la tem-

pérature soit remontée à 36°. M. W. Roberts (1), puis
M. Charcot (2), ont insisté sur ce fait que l'expulsion,
même d'une petite quantité d'urine, suffit, chez les urémiques pour prolonger la vie.

Nous avons fait traduire par notre ami E. Teinturier (3),
un travail de M. Baginski, intitulé : *Aphasie à la suite de
maladies des reins*, et contenant plusieurs indications qui
nous intéressent. Le premier cas concerne un homme
ayant un œdème et une ascite considérables, quelques
accidents pulmonaires, une affection cardiaque, états
morbides consécutifs à une *néphrite albumineuse*. Alors
qu'il n'offrait aucun symptôme évident d'urémie (6 février), la température était à 39°. Les convulsions urémiques surviennent dans la nuit du 6 au 7, persistent en
partie le 7 février et, le 8, la température était à 38° : à
cet instant l'amélioration commençait. Le seul enseignement que nous puissions tirer de ce fait, c'est que les
accidents urémiques, loin d'avoir élevé la température,
ont occasionné un abaissement d'un degré. Une autre
fois, on trouve encore 38°. Ces trois notations thermométriques, dans le cours des six mois de séjour du malade à l'hôpital, sont tout à fait insuffisantes pour qu'il
soit possible de juger exactement l'influence de l'urémie
sur la température.

Chez le second malade du même auteur, pendant les
accidents urémiques, dus à une néphrite suppurée con-

(1) *Loc. cit.*
(2) Leçon sur l'*Ischurie hystérique*, numéro de juin de la *Revue photographique des hôpitaux de Paris.*
(3) Voir *Mouvement médical*, 1871, p. 22 et 32.

séculive à des calculs rénaux, la température était à 33°,8 le matin et le soir.

Le cas suivant renferme deux annotations thermométriques d'autant plus précieuses que, avant le début de l'urémie, on avait constaté une température élevée.

OBSERVATION XXIII.

URÉMIE.

Luxation incomplète de la colonne vertébrale. — Erysipèle. Septicémie urineuse. — Mort 54 jours après l'accident. (Obs. rec. par THAON, interne des hôpitaux de Paris).

Il s'agit dans ce cas d'un jeune homme de 18 ans, chez lequel survinrent des symptômes d'*ammoniémie* à la suite d'un traumatisme très-grave (15 janvier). — Du 18 février au 5 mars, on note surtout les phénomènes suivants : urine contenant du sang, du mucus et du pus ; cathétérisme difficile ; la sonde butte à des inégalités au niveau du col de la vessie. Vomissements bilieux se renouvelant tous les jours et s'accompagnant de douleurs spontanées, exaspérées par la pression au niveau du rebord des fausses côtes. Langue sèche et fuligineuse. Amaigrissement considérable, yeux excavés. La température rectale oscille le matin entre 38° et 38°,5 et, le soir, entre 39° et 39°,7. Intelligence parfaite; pas le moindre phénomène cérébral. Tous ces troubles sont rattachés à l'ammoniémie. Les douleurs étaient dues, comme l'autopsie l'a démontré, à la néphrite parenchymateuse.

10 *mars.* Vomissements incessants. Voix éteinte. La température baisse considérablement. T. R. du matin, 36°. T. R. du soir, 35°,8. Une heure après, mort du malade.

AUTOPSIE. Nous ne reproduisons que la partie qui a trait aux lésions rénales. Le *rein droit* pèse 300 grammes. La couche corticale paraît très-amincie par rapport à la couche médullaire; la première est jaunâtre, opaque; la seconde est très-injectée; les deux sont très-diminuées de consistance. Le bassinet forme, au niveau des calices, des dilatations considérables, remplies d'un liquide puriforme ; la muqueuse au-dessous est vivement injectée et présente même des sugillations. L'uretère est au moins triplé de calibre et offre les mêmes lésions que le bassinet. Le *rein gauche* pèse 250 gr. Il présente, ainsi que l'uretère, les mêmes lésions que les organes correspondants de droite; toutefois, elles paraissent moins accusées. — Examinés au microscope, les reins offrent toutes les altérations de la *néphrite parenchymateuse diffuse*.

Vessie. Les parois sont hypertrophiées; la muqueuse n'est plus reconnaissable. A sa place existe une surface déchiquetée, grisâtre, répandant une odeur infecte. (*Bulletin de la Société anatomique*, 1870, p. 227.)

Dans ce cas, nous voyons l'intoxication urémique occasionner, ainsi qu'on devait s'y attendre, un abaissement de la température.

Nous arrivons maintenant aux observations qui nous sont personnelles et à celles qui ont suivi notre première communication à la *Société de Biologie*.

OBSERVATION XXIV.

URÉMIE A FORME DYSPNÉIQUE.

Accidents dyspnéiques. — État d'hébétude; coma. — Abaissement considérable de la température centrale. — Mort. — Dégénérescence kystique des reins. (Obs. recueillie avec mon ami RAYMOND.)

Ross Jacques, 43 ans, tonnelier, est entré le 10 janvier 1871 à l'hôpital de la Pitié, salle Saint-Anathase, n° 54 (service de M. MARROTTE.). Les personnes qui ont amené cet homme ont simplement raconté qu'il était atteint de dysentérie (?) depuis une quinzaine de jours (?). Le soir, nous le trouvons dans un état d'hébétude qui ne permet pas d'obtenir de lui le moindre renseignement. Il a une dyspnée intense que semblent expliquer les râles que l'on entend des deux côtés de la poitrine en arrière. Pas d'affection cardiaque probable. Les jambes ne sont pas œdématiées.

11 *janvier*. Le malade est dans le coma le plus profond. La dyspnée, compliquée de cyanose, est plus prononcée qu'hier soir. A l'auscultation, on constate l'existence de râles sous-crépitants dans toute la hauteur des poumons. Les muscles respirateurs se contractent lentement et avec effort. Le *pouls* est petit, filiforme. Les battements du cœur sont précipités, sans énergie.

Toute la nuit R... a poussé des cris plaintifs qui persistent ce matin, mais plus rares et plus étouffés. Les yeux sont immobiles, non déviés. Il n'y a ni contracture, ni paralysie. La sensibilité générale est à peu près tout à fait abolie, si ce n'est au ventre, de chaque côté de la ligne médiane, où la pression est encore assez douloureuse pour déterminer, par action réflexe, des mouvements de la tête. La percussion des *lombes* produit le même phénomène. La *température rectale*, prise avec soin d'abord par Raymond, puis par moi et vérifiée avec un autre thermomètre, était, à neuf heures du matin, de 30°,1. — Le malade a uriné une fois sous lui, mais en très-petite quantité, si l'on en juge par le peu d'étendue de l'endroit mouillé.

R... meurt à midi 45 minutes. La température prise 5 minutes plus tard était à 28°,4. A 2 heures, elle était encore à 28°,4, le cadavre étant toujours dans le lit.

AUTOPSIE *le* 12 *janvier*. Adhérences pleurales des deux côtés. Congestion très-forte du lobe inférieur du *poumon gauche*. Congestion et œdème du *poumon droit*. Légère hypertrophie du *cœur* (405 gr.). Ni lésions valvulaires, ni surcharge graisseuse. Quelques plaques athéromateuses sur l'*aorte*.

L'*estomac* présente, à sa face interne, plusieurs petites taches ecchymotiques. — Sur la muqueuse *intestinale*, on voit de nombreuses arborisations, en particulier sur la première moitié. — Le *gros intestin* est normal. — *Foie* sain; pas de calculs. — *Rate*, 110 gr. — *Pancréas* très-graisseux.

La tunique fibreuse du *rein gauche* est épaissie, très-adhérente à la surface du rein qui est grenue et parsemée d'un grand nombre de petits *kystes*. Il y a une atrophie considérable des deux substances, qui sont confondues, pâles, jaunâtres (75 gr.). Le *rein droit* offre les mêmes lésions, à un degré encore plus avancé : il ne pèse que 52 grammes. — La *vessie* est normale, ne contient pas d'urine.

L'*encéphale* pèse 1335 grammes. A l'ouverture de la dure-mère, il s'écoule une assez grande quantité de sérosité. — Les artères sont saines. — L'hémisphère gauche pèse 10 grammes de plus que le droit. — Cervelet et isthme, 170 grammes.

Selon nous la terminaison fatale ne peut être mise que sur le compte de l'*urémie*, due elle-même à la *néphrite* : les deux reins étaient profondément désorganisés et par conséquent la dépuration devait rencontrer les plus grandes difficultés.

D'un autre côté, s'il est vrai que les désordres de l'uropoïèse dépendent plus de l'*étendue* de la lésion que de son *degré*, il est incontestable que, chez notre malade, ils devaient être considérables, car les lésions intéressaient toute l'étendue des glandes rénales. L'absence d'altération importante des autres organes vient aussi plaider en faveur de la réalité de l'urémie.

L'intoxication urémique a revêtu chez notre malade la forme comateuse et dyspnéique. Rappelons encore que pendant son séjour à l'hôpital, 18 heures, il n'a rendu que quelques gouttes d'urine et que, à l'autopsie, la vessie fut trouvée vide. Mais le point le plus important de notre observation, c'est l'*abaissement énorme de la température rectale*. En présence du chiffre qu'il enregistrait : 30°,1, M. Raymond nous appela pour en vérifier l'exactitude par nous-même. Le thermomètre fut enfoncé plus

 13

loin et laissé longtemps en place : la colonne mercurielle ne bougea pas. Nous obtînmes le même résultat
avec un autre thermomètre. Nul doute n'était donc plus
permis. — Le fait suivant vint bientôt, du reste, confir-
mer le précédent.

OBSERVATION XXV.

URÉMIE APOPLECTIFORME.

*Hébétude. — OEdème des jambes. Abaissement de plus en plus
marqué de la température rectale. — Coma permanent. —
Mort. — Néphrite parenchymateuse. — Analyse de l'urine.*
(Observation personnelle),

Petit Jules, 67 ans, journalier, est entré le 28 février 1871, à
l'hôpital de la Pitié, salle Athanase, n° 28 (service de M. MARROTTE).
Il est venu seul à la consultation, est arrivé dans la salle à onze heures. Il raconta à la sœur qu'il a souffert beaucoup de la misère et que
s'il est si sale, si noir, c'est qu'il s'est chauffé avec du *goudron !* Il
se coucha et ne dit rien jusqu'à l'heure du dîner. Alors, voyant qu'on
donnait à manger aux autres malades et que, lui, il n'avait rien, il
réclama et se mit à pleurer. A six heures, notre ami PELTIER, interne du service, trouva cet homme dans un état d'hébétude ne lui
permettant pas de répondre aux questions qu'on lui adressait. Cependant toute compréhension n'était pas abolie; car, lorsqu'on voulut
l'ausculter, le malade s'assit avec l'aide de l'infirmier. L'examen des
poumons et du cœur fut d'ailleurs négatif. Les membres inférieurs,
non paralysés, sont œdématiés dans une assez grande hauteur.

Deux heures plus tard, (8 heures), le malade était pris d'une *attaque apoplectiforme* offrant les caractères suivants : Coma profond,
stertor. La face regarde à droite, le menton est un peu élevé. Quand
on écarte les paupières qui sont fermées, on voit les globes oculaires
fortement dirigés vers la droite et en bas ; les pupilles sont égales ;

les plis du front, effacés à droite, sont assez accusés à gauche; on note la même différence pour les sillons naso-labiaux. Des deux commissures labiales s'écoule une salive mousseuse, blanche, abondante. Le cou est roide.

Les *membres supérieurs* sont rigides; le droit l'est moins que le gauche et, au bout de quelques instants, on voit le malade le soulever d'une façon automatiqne. — Les *membres inférieurs* sont dans l'extension et très-rigides, le droit un peu moins que l'autre. — Rien d'appréciable au point de vue de la *sensibilité*. — Pas d'évacuations involontaires. Pouls, 56; R. 28; T. R. 33°, 7 après dix minutes et le thermomètre étant bien placé.

9 *heures*. Le malade remue la tête en divers sens. La face est pâle et froide au même degré des deux côtés. Les paupières, entr'ouvertes, laissent voir les globes oculaires agités de mouvements de latéralité. Les narines sont dilatées. Le malade fume la pipe; les lèvres sont décolorées, un peu violacées; il n'y a plus d'écumé.

De temps en temps on observe des mouvements de flexion des avant-bras sur les bras (1). La contracture varie : tantôt elle est très-accusée, tantôt moins; elle prédomine parfois à gauche, d'autres fois à droite et cela aussi bien pour les membres supérieurs que pour les inférieurs. Ainsi, à ce moment, le membre inférieur droit est plus rigide que le gauche, surtout au niveau du genou. — Une selle. — Par le cathétérisme nous avons obtenu environ un verre à Bordeaux d'urine claire. — P. 64; R. 28; T. R. 32°,6.

10 *heures*. Pâleur et refroidissement de la peau, sans qu'il y ait de différence entre les deux côtés. — La face est moite, froide. — Les yeux sont dirigés en avant et un peu en haut. Les pupilles, non contractiles, sont égales et normales. Les globes oculaires sont insensibles au contact de la pulpe du doigt. Le chatouillement du bord palpébral inférieur produit le même effet des deux côtés, à savoir l'abaissement de la paupière supérieure. La bouche est entre ouverte,

---

(1) Conformément à l'opinion des auteurs qui disent que, en pareille circonstance, le coma ne se complique pas de paralysie, notre malade paraissait exécuter quelques mouvements, au moins automatiques.

plus à gauche qu'à droite, ce qui est l'inverse de ce que nous avions vu au précédent examen.

Membre supérieur droit : soulevé, il retombe inerte ; les doigts, le poignet, le coude, sont flasques ; l'épaule offre une certaine roideur. — *Membre supérieur gauche* : flaccidité absolue.

Vers les *membres inférieurs*, à part une légère roideur du genou droit, toutes les jointures sont flasques. — Selle diarrhéique. P. 56, avec deux irrégularités; R. diaphragmatique, à 24; T. R. 32°,5.

11 heures. Flaccidité complète des quatre membres. Refroidissement notable du tégument externe. — P. 50 avec six arrêts; R. 22; T. R. 32°,2.

Minuit. De nouveau, la face est inclinée sur l'épaule droite, position qu'elle reprend si on la porte vers la gauche. Les yeux aussi sont dirigés à droite. Même refroidissement de la peau ; pas de sueurs. — Râles trachéaux. — P. 52 ; R. 20; T. R. 31°,8 à peine.

24 février ; une heure. Le malade vient de mourir. A la main, les membres sont un peu moins froids qu'à minuit. Nulle trace de roideur. T. R. 31°,5. Un thermomètre à maxima, laissé dans le recjusqu'à cinq heures du matin, n'a pas bougé.

Autopsie *le 25 février* à dix heures. Le cuir chevelu, les os, la dure-mère ne présentent rien de particulier. A l'incision de cette dernière membrane, il s'écoule une assez grande quantité de liquide céphalo-rachidien. La *pie-mère* est pâle ; les *artères de la base* ne sont pas athéromateuses. — L'*encéphale* pèse 1380 gr.; les hémisphères sont égaux. — Les circonvolutions sont saines et de nombreuses coupes ne font découvrir aucune lésion. — Le *cervelet et l'isthme* pèsent 170 gr.

Thorax. Il y a un peu d'œdème du lobe supérieur du *poumon gauche*, une légère congestion du lobe inférieur du même poumon et des lobes supérieur et inférieur du *poumon droit*. — Le *péricarde* renferme quelques grammes de sérosité. Les quatre cavités du *cœur* sont distendues par des caillots noirs et blancs. Le tissu cardiaque est résistant; il n'y a pas d'altération des valvules. Le cœur pèse 300 gr. — Sur la crosse de l'*aorte* on trouve plusieurs petites plaques graisseuses, mais il n'y a rien sur les autres régions de ce vaisseau.

Abdomen. Le *foie*, très-congestionné, noirâtre, sans calculs, pèse 1510 gr. — *Rate* (80 gr.), saine. — *Estomac*, rien. — *Rein gauche* (135 gr.), surface lisse ; substance corticale jaunâtre, pâle ; pyramides distinctes. — *Rein droit* (180 gr.) ; l'anémie, la couleur jaunâtre sont encore plus prononcées que sur l'autre rein ; les pyramides elles-mêmes sont pâles au centre, confuses sur leurs bords. — *Vessie*, saine et vide.

Lésions rénales répondant au troisième degré des néphrites parenchymateuses, telles sont, en somme, les seules altérations que l'autopsie fit découvrir chez cet homme. Le cerveau était parfaitement sain. Or, les lésions portant sur les deux reins, et sur l'ensemble de chacun d'eux étaient capables, on le sait, de produire l'urémie.

Une seconde preuve de l'existence de l'intoxication urémique nous est fournie par l'analyse de l'urine. Voici les résultats obtenus par notre ami Carville :

Eau.	960 grammes.
Urée	13,68 —
Matières extractives.	2,32 —
— albuminoïdes.	16 —
— minérales	8 —
	1000 —

Ainsi pour 1,000 gr., cette urine ne contenait que 13 gr. 68 d'urée. Or, la quantité moyenne d'urine rendue en 24 heures par l'homme sain étant environ de 1,250 gr., nous aurions donc seulement 16 gr. d'urée pour 1,250 gr. d'urine de notre malade. Il y a loin de ce chiffre — 16 gr.

— à celui de 30 à 32 gr. d'urée que renferment les 1,250 gr. d'urine de l'homme à l'état physiologique. Il est même probable que 1250 gr. d'urine de notre malade, si on avait pu les recueillir, n'auraient même pas donné 16 gr. d'urée : *a*) parce que l'urine ayant été analysée un jour après qu'elle avait été recueillie avait subi un certain degré de concentration ; *b*) parce qu'il s'agissait d'urine de la nuit, laquelle est plus chargée de matières excrémentitielles que celles du jour.

La réalité de l'urémie étant bien démontrée, jetons un coup d'œil sur la marche de la *température* (Voyez fig. 24).

Quelques minutes après le début de l'attaque apoplectiforme, symptomatique de l'urémie, nous constatons un abaissement remarquable de la température rectale : 33°,7. Une heure plus tard, la température ayant encore diminué (33°,6), nous crûmes que le thermomètre dont nous nous servions était défectueux ; mais une nouvelle exploration pratiquée avec un autre instrument, donna le même chiffre.

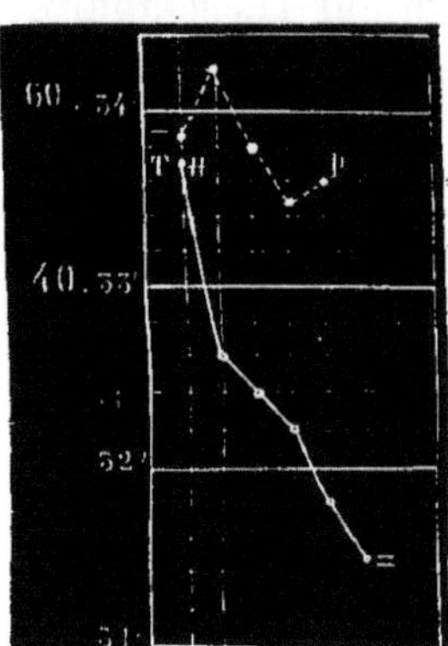

Fig. 24. — La ligne pointillée représente le tracé du pouls P; la ligne pleine celui de la température ; — et ╫ correspondent au pouls et à la température, 15 minutes après le début ; ═ température aussitôt après la mort. Chaque ligne verticale répond à une heure.

Enfin, durant les cinq heures qui s'écoulèrent depuis le commencement de l'attaque jusqu'à sa terminaison, la température continua de baisser à tel point que, à l'instant de la mort, elle était descendue à 31°,5 (fig. 24). Nous trouvions donc dans ce cas la confirmation des résultats thermométriques enregistrés dans les observations précédentes. Ces résultats sont toujours les mêmes et ne semblent pas être influencés soit par la forme symptomatologique que revêt l'urémie, soit par l'âge des malades : voici un fait qui en fournit encore la démonstration.

OBSERVATION XXVI.

URÉMIE ÉCLAMPTIQUE.

Néphrite albumineuse. — *Attaques.* — *Abaissement notable de la température durant les attaques et dans l'intervalle.* — *Mort.* — *Lésions des reins.* (Obs. recueillie par J. CORNILLON, interne des hôpitaux de Paris.)

L..... Emile, 14 ans, apprenti menuisier, est entré le 12 septembre 1871 à l'hôpital des Enfants malades salle St-Jean, n° 9 (service de M. LABRIC). Il raconte qu'il y a deux mois environ, il fut pris d'une soif et d'une faim exagérées. Il buvait durant la nuit. Quoiqu'il mangeât énormément, il maigrissait visiblement. Environ à la même époque apparut sur le tronc et les membres une *éruption rubéolique* qui le tint plusieurs jours au lit. Ni toux, ni expectoration notables.

13 *septembre.* Maigreur considérable. Stupeur profonde. Sécheresse des lèvres et de la langue. Narines pulvérulentes. Soif intense (L... boit six pots de tisane). L'appétit persiste (quatre portions). Rien d'anormal à l'auscultation des poumons. Pouls accéléré. Les urines ne renferment pas de sucre.

14 *sept.* Le malade est pris de convulsions générales à cinq heures du matin. Il tombe de son lit. L'interne de garde, appelé, le trouve dans le coma.

15 *sept. matin.* Résolution complète. Respiration fréquente;

pouls rapide. Paupières fermées. Le malade, dont on n'obtient aucune parole, a eu plusieurs accès dans la matinée. *Il n'a pas uriné depuis la veille.* T. R. 35°,2.

Soir. Nouvelles attaques d'*éclampsie.* L... en a une devant nous. L'urine ne donne aucun précipité par la liqueur de Fœhling. Traitée par l'acide azotique, elle fournit un précipité albumineux. *Miction rare.* T. R. pendant les convulsions, 35°,4. Mort le 16 septembre.

AUTOPSIE *le 17 sept.* Les *reins,* petits, durs, se décortiquent difficilement. Leur surface est inégale, mamelonnée. Une coupe fait voir que la substance corticale, dont la hauteur atteint à peine trois millimètres est décolorée. La lésion est à peu près la même des deux côtés. En résumé, on a là le troisième degré de la maladie de Bright. — Les poumons sont congestionnés. Les *méninges* sont hypérémiées. Les ventricules ne contiennent qu'un peu de liquide.

Néphrite albumineuse, anurie, *convulsions urémiques, abaissement de la température,* telle est, en résumé, l'histoire de ce malade. Elle nous enseigne aussi que l'urémie des enfants ne paraît pas différer de celle des adultes.

L'observation suivante, recueillie par notre ami M. GOMBAULT, interne de M. CHARCOT, et par nous, est beaucoup plus complète et nous paraît très-importante au point de vue des opinions que nous avons émises au sujet de l'abaissement progressif de la température dans l'urémie.

<h2 style="text-align:center">OBSERVATION XXVII</h2>

URÉMIE A FORME COMATEUSE.

Néphrite albumineuse ancienne. — *Accidents urémiques (forme comateuse).* — *Abaissement considérable et progressif de la température : 35° à 30°,3.* — *Mort.* — *Résultats de l'autopsie.*

Mah...., 75 ans, admise à la Salpêtrière le 24 janvier 1872, est entrée le même jour à l'infirmerie, salle Sainte-Marthe, 13 (service de M. CHARCOT).

Renseignements communiqués par une amie de la malade. — Mah.., autrefois très-robuste, jouissant d'une bonne santé, a eu sept enfants. A l'âge de 60 ans, elle a fait une chute sur un morceau de verre et s'est fait au poignet gauche une coupure profonde. La cicatrisation s'est effectuée, mais peu à peu il est survenu une contracture des doigts auriculaire et annulaire d'abord et surtout, puis du médius et de l'index (1). Depuis deux ou trois ans, Mah... urinait très-souvent sans qu'on sache si la quantité était augmentée. Il y a deux mois, il serait survenu de la faiblesse, des douleurs dans les jambes, en particulier dans la gauche : Mah... dut s'aider d'un bâton pour marcher. Le bras gauche resta libre. Mah... se plaignait de céphalalgie, mais on ne pense pas qu'elle ait eu ni attaque apoplectique, ni étourdissements. La parole était facile ; la vue bonne. Il n'y aurait eu ni douleurs lombaires, ni bouffissure de la face, ni œdème des pieds. De temps en temps, la malade accusait des souffrances au niveau de la région précordiale.

A partir du 18 décembre on observa les changements suivants : Mah... ne sortit plus de sa chambre, cessa de faire son ménage et parut s'affaiblir progressivement. Vers le 15 janvier, on s'aperçut que les pieds, principalement le gauche, étaient violets et froids. On était obligé de la lever, et si, dans les manœuvres nécessaires à cet effet, on touchait la *région précordiale*, elle se plaignait vivement. Alors aussi, elle commença à s'assoupir et à éprouver sans cesse une sensation de refroidissement malgré la température élevée de sa chambre.

Le 21 *janvier*, il fut impossible de la lever ; elle avait un peu de délire ; les membres et la colonne vertébrale étaient déjà notable-

(1) M. H. Duret, interne des hôpitaux, a publié, dans le numéro de mars de la *Revue photographique des hôpitaux de Paris*, la description de la main et les résultats de l'examen anatomo-pathologique qu'il a fait avec M. Gombault.

ment rigides. Il n'y avait pas de convulsions (1). On remarqua que le pied gauche était gonflé. Hier encore Mah.. reconnaissait lespersonnes; la parole n'est embarrassée que depuis vingt-quatre heures. Son admission à la Salpêtrière, sollicitée depuis quelque temps, étant parvenue aujourd'hui, on la transporta immédiatement dans cet établissement. Dès son arrivée, en raison de la gravité de son état, elle fut amenée à l'infirmerie.

État actuel le 24 *janvier*, à six heures du soir. La malade essaie de répondre aux questions, mais il est impossible de la comprendre, tant la parole est peu nette. Elle dit souffrir par tout le corps. La tête est renversée en arrière; les muscles de la nuque sont contracturés; il s'ensuit que le menton est relevé, proéminent.

Membres supérieurs. Mah... soulève mieux le droit que le gauche. Parfois on voit se produire quelques secousses rapides, déplaçant le membre en totalité. Ces secousses prédominent à gauche. Les mains sont violacées. La sensibilité paraît conservée.

Membres inférieurs. La malade peut les soulever. Ils sont atteints d'un certain degré de rigidité. La sensibilité persiste. Les pieds sont froids et violacés.

Mah... boit sans difficulté ; pas de vomissements, ventre non ballonné, indolore. A chaque respiration le voile du palais vibre fortement; les lèvres sont soulevées à chaque expiration. Rien de particulier à l'auscultation des poumons. Les bruits du cœur sont masqués par ceux du pharynx. P. 100; R. 24; T. R. 35°. La malade demande qu'on la réchauffe.

25 *janvier*, dix heures. Elle a été un peu agitée cette nuit et a cherché à se lever. Le *pouls*, presque insensible, est à 72 ; l'inspiration est sifflante; l'expiration s'accompagne d'un ronflement nasal ; R. 24; T. R. 32°,8 avec un thermomètre, et 32°,6 avec un autre. Mah... paraît entendre ce qu'on dit autour d'elle, mais elle ne fait aucune réponse intelligible. Il ne semble pas y avoir de paralysie faciale unilatérale. Les yeux sont à demi-clos; les pupilles sont

______

(1) Si l'on en croit ses enfants, Mah... aurait depuis quelques jours des secousses dans les membres.

égales et moyennement dilatées. Nez froid ; narines pulvérulentes. Face pâle. La malade fume la pipe. Rigidité très-marquée des muscles du cou, qui persiste dans la station assise.

Rigidité des coudes, plus accusée à gauche. Mains froides, couvertes, ainsi que les avant-bras, de taches bleuâtres. On retrouve ces mêmes taches, sous forme de macules, sur les pieds et les jambes. Les jambes sont à demi fléchies ; on ne peut les étendre qu'avec une certaine difficulté. On dirait qu'il y a des craquements dans le genou gauche. Le chatouillement de la plante des pieds ne détermine aucun mouvement. Quand on pince les jambes de la malade, elle les retire en poussant un grognement.

Depuis son entrée (seize heures environ), Mah... n'a rendu ni selles, ni urines. Par le cathétérisme, on retire 120 gr. *d'urine* claire légèrement colorée, non fétide, *albumineuse*.

2 heures du soir. P. 60, à peine sensible ; R. 16 ; T. R. 31°,4 ; T. V. 31°,6. Coma. *Résolution générale* : les quatre membres retombent lourdement lorsqu'on les soulève. Toutefois, il y a encore un peu de rigidité dans les coudes. Le cou est toujours rigide et, partant, la tête est dans l'extension extrême. Les muscles de la région dorso-lombaire sont également contracturés, de sorte qu'il est très-difficile d'asseoir la malade. Toute la surface du corps est froide. Les sinapismes, appliqués ce matin, n'ont amené aucune rougeur. Les paupières sont entr'ouvertes ; les pupilles dilatées, la droite plus que la gauche. Les mâchoires sont serrées : on ne peut les écarter pour faire boire la malade. Elle fume la pipe. Ni convulsions, ni vomissements, ni ascite, ni œdème. On ne retire pas une goutte d'urine de la vessie.

La malade *meurt* à quatre heures du soir. La température rectale au moment de la mort était de 30°,3.

Autopsie, *le 27 janvier. Tête.* Les os sont friables, minces. A l'ouverture de la *dure-mère*, il ne s'écoule qu'une petite quantité de sérosité. Les *artères* de la base ne présentent que de rares points athéromateux. La *pie-mère* se détache facilement. L'*encéphale* pèse 1130 gr. Dans le *corps rhomboïdal* gauche, anévrisme miliaire.

Hémisphère droit. On trouve dans l'avant-mur un *foyer ocreux*, allongé, ayant 2 centimètres au moins de longueur et 5 millimètres de largeur ; il a l'aspect d'une coque aplatie et vide de son amande. Au centre, il a une couleur d'un brun foncé ; sur l'une des coupes, au voisinage du foyer, on découvre un *anévrisme miliaire*. Il en existe d'autres sur les circonvolutions. La substance cérébrale est ferme, normale.

Hémisphère gauche. Dans *l'avant-mur*, *foyer ocreux* moitié moins grand que celui du côté droit. Anévrismes miliaires.

Thorax. Adhérences pleurales au sommet des poumons. Quelques fausses membranes à droite. — *OEdème* considérable des lobes supérieur et inférieur droits. — Congestion œdémateuse du lobe inférieur gauche. — *Cœur : symphyse cardiaque générale.* Les adhérences se déchirent aisément, excepté en quelques endroits. Quelques arborisations sur le feuillet viscéral du péricarde à gauche. Très-légère surcharge graisseuse à droite. Cœur globuleux (460 gr.). Hypertrophie du ventricule gauche dont les parois ont plus de deux centimètres d'épaisseur ; la cavité n'est pas rétrécie. Quelques caillots noirs dans les ventricules. — Opacités de la valvule mitrale et des valvules aortiques qui ne paraissent pas avoir dû troubler d'une façon sérieuse le jeu des valvules. — Pas de taches ecchymotiques. Les cavités auriculaires sont assez grandes, mais à peu près normales. — Plaques athéromateuses assez nombreuses sur *l'aorte* dont les parois, du reste, ont conservé leur souplesse.

Abdomen. L'*estomac* contient une petite quantité de liquide jaunâtre. La muqueuse a une couleur ardoisée. — L'*intestin grêle*, le *gros intestin* n'offrent aucune lésion. — *Rate*, 60 gr. ; tissu assez résistant, brunâtre. — *Foie.* 1,040 gr. ; pas de calculs ; tissu coloré, sain.

Chacun des *reins* pèse 45 gr. Ils sont comme perdus dans leur enveloppe cellulo-graisseuse. Décortication facile. Leur *surface externe* est très-décolorée, jaunâtre, mamelonnée. La *substance corticale*, également jaunâtre, est réduite à une couche de 3 millimètres. Les pyramides sont confuses sur leurs bords. A l'examen microscopique, on constate tous les caractères d'une *néphrite pa-*

— 197 —

renchymateuse *diffuse* , à un degré déjà avancé. — *Uretères*, normaux. — *Vessie*, saine ; sa cavité n'est pas diminuée. Elle ne renferme pas d'urine.

Utérus, sain. — *Kyste uniloculaire de l'ovaire droit*, du volume
d'un œuf de poule, contenant un liquide citrin. Son enveloppe est
mince, transparente dans les deux tiers de son étendue, opaque,
blanche, épaisse dans l'autre tiers qui répondait à l'ovaire.

Les *symptômes* que l'on avait sous les yeux et qui, si
l'on avait eu cette femme en observation depuis quelque
temps auraient eu une grande valeur, ne suffisaient pas,
selon nous, dans les circonstances indiquées pour porter
le diagnotic, — urémie, — ainsi que l'a fait M. Charcot,
si l'on n'avait pas eu recours au thermomètre. Dans ce
cas, la température nous offre le tracé type de l'urémie
rendu plus évident par le tableau ci-dessous :

	P.	R.	T. R.
24 janvier, 6 heures, soir...	100	24	35°
25 — 10 — matin.....	72	24	32°,8
— 2 — soir.....	60	16	31°,4
— 4 — —	»	»	30°,3

La réalité de l'urémie, démontrée par les symptômes
cliniques et par l'*abaissement progressif de la température*,
trouve encore de nouvelles preuves dans l'analyse chimique de l'urine et dans les résultats nécroscopiques.
Voici la note que nous a remise M. CARVILLE :

Eau................	946 gr.	»
Matières fixes ... 54 gr.		
M. solubles dans { *Urée*........	7 gr. 68	
l'alcool absolu... { M. extractives .	19 gr. 82	
M. insolubles dans { M. albuminoïdes	23 gr. 00	
l'alcool absolu. { M. minérales . .	3 gr. 50	
	1000 gr.	

La proportion d'urée, on le voit, est considérablement au-dessous de la normale (32 gr. pour 1,500 gr. d'urine). Enfin, l'autopsie nous a fait voir qu'il existait dans les reins des lésions profondes, anciennes, qui avaient été la cause de l'urémie.

C'est encore la température qui, dans le cas suivant dont nous extrayons seulement ce qui a trait à notre sujet, a permis de reconnaître en quelque sorte d'emblée, la nature des accidents, confirmée ultérieurement par l'analyse chimique des urines.

OBSERVATION XXVIII.

(URÉMIE.

Tumeurs du cerveau. — Accidents urémiques temporaires : abaissement de la température; diminution de la proportion d'urée. — Augmentation de la température, augmentation de l'urée.

Ant... Christine, 49 ans, entrée dans le service de M. CHARCOT pour une affection cérébrale sur laquelle nous n'insisterons pas, fut trouvée, le 13 mars, dans l'état suivant : Tétanisme général; contraction des mâchoires; sensibilité intacte. L'intelligence ne paraît pas tout à fait abolie. Les yeux sont pris, par moments, de mouvements latéraux rapides. Ces accidents ont débuté à 7 heures 1/2. A 9 heures : T. R. 34°,4. — A 10 heures 1/2 : P. 68; T. R, 33°,9. Par le cathétérisme, on retire environ 150 gr. d'urine colorée, mais claire. L'analyse chimique, faite par M. Carville a donné :

Eau		954 gr. 55
Matières fixes.	45 gr. 45	
M. solubles dans l'alcool absolu.. . , ...	*Urée*.	6 gr. 96
	M. extractives. .	26 gr. 99
M. insolubles dans l'alcool absolu..	M. albuminoïdes	4 gr. 58
	M. minérales. .	7 gr. »
		1000 gr.

A *une heure de l'après-midi*, l'état tétanique est le même. P. 80 ; R. 16 ; T. R. 35°. — A 6 heures du soir, les paupières, jusque-là entre ouvertes, sont fermées ; le cou est flasque ; les membres sont toujours rigides. Râle trachéal. P. 92, filiforme ; R. 32 ; T. R. 38°,4.

8 h. soir. Les membres supérieurs commencent à devenir flasques. P. 100 ; R. 32 ; T. R. 39°,9. — *Onze heures* : T. R. 39°,2. — *Minuit* : T. R. 39°,6.

14 mars, 2 h. du matin. T. R. 39°,4. La malade meurt à quatre heures. Un quart d'heure plus tard, T. R. 39°. A 8 heures, c'est-à-dire 4 heures après la mort, T. R. 36°,8. — A 11 h. : T. R. 33°,6. — A 1 heure de l'après-midi : T. R. 30°. — A partir de 10 heures du matin, le 13 mars, jusqu'au moment de la mort, on a recueilli les urines. En voici l'analyse d'après M. Carville.

Eau		938 gr. 50
Matières fixes.	62 gr. 50	
M. solubles dans l'alcool (*Urée*		11 gr. 76
absolu. . . . . { M. extractives. .		28 gr. 24
M. insolubles dans l'alcool (M. albuminoïdes		15 gr. 50
absolu. . . . . { M. minérales . .		7 gr. »
		1000 gr.

A quelle cause devait-on attribuer les accidents que nous venons de décrire? L'aspect général de la malade, l'abaissement concomitant de la température pouvaient faire supposer qu'on avait affaire à l'*urémie*. Mais, comme la malade avait des *tumeurs* cérébrales, on pouvait se demander s'il ne s'agissait pas là de symptômes dus à une compression du bulbe. Quoi qu'il en soit de l'influence des tumeurs cérébrales sur les symptômes, les résultats de l'analyse des urines montrent qu'il s'est produit des *accidents urémiques*. En effet, tandis que le premier spécimen d'urine, recueilli au moment de l'abaissement maximum de la température (33°,9), ne renfermait, pour 1,000 gr. d'urine, que 6 gr. 96 d'urée, chiffre bien inférieur au chiffre normal, — le second spécimen, recueilli alors que la température avait remonté au-dessus du chiffre physiologique et atteint même un degré pyrétique, contenait 11 gr. 76 d'urée pour 1,000 gr. d'urine, c'est-à-dire une proportion qui se rapprochait de celle qu'on observe dans des conditions de santé.

L'urémie a été transitoire, passagère, chez cette femme. Ce phénomène n'est pas très-rare. Parfois, en effet, il arrive que la lésion qui s'opposait à la sécrétion, à l'écoulement de l'urine diminue ou disparaît. Si elle diminue, on observe un amendement des symptômes : c'est ce qui a eu lieu dans un cas cité par M. W. Roberts (1), et dans celui de M. Hutchinson (obs. xxii, p. 179). La lésion ou l'obstacle disparaissent-ils ? les accidents urémiques eux-mêmes se dissipent pour revenir dès que la condition qui leur a donné naissance se reproduit. Voici un exemple très-curieux de cette intermittence des accidents urémiques.

OBSERVATION XXIX.

URÉMIE INTERMITTENTE.

Anasarque généralisée. — Maladie de Bright avec intoxication urémique. — Attaques urémiques intermittentes avec coma et délire. — Abaissement de la température durant ces attaques. — 33°,2 huit heures environ avant la mort. — Autopsie : Tubercules pulmonaires, etc.; altérations rénales. (Obs. rec. par ROSAPELLY, *interne des hôpitaux).*

(1) *The Lancet*, 1868, vol. I, p. 653, etc., et *Mouvement médical*, 1871, p. 32.

Lestien... Placide, plombier, âgé de 51 ans, est entré le 3 février 1872 à l'hôpital Saint-Antoine, salle Saint-Antoine, n° 23, (service de M. CADET DE GASSICOURT). Œdème généralisé, coma, respiration stertoreuse. Les urines traitées par la chaleur et l'acide azotique donnent un précipité albumineux abondant. Cet homme semble donc parvenu au dernier terme d'une *maladie de Bright avec intoxication urémique*. Cependant, il ne tarde pas à sortir de l'état que nous avons décrit pour entrer dans une période de délire suivie bientôt d'un amendement notable : la connaissance revient, l'appétit reprend, l'anasarque diminue. On apprend alors que l'apparition de l'œdème remonte à 6 ou 8 mois et que, depuis trois mois environ, il est survenu plusieurs attaques analogues à la précédente, et d'une durée de 2 ou 4 jours. Les antécédents du malade ne démontrent ni intoxication saturnine, ni syphilis, mais dévoilent des excès alcooliques.

Dans le courant de février et au commencement de mars, nous voyons reparaître à trois reprises la même série d'accidents. C'est d'abord une augmentation rapide de l'anasarque, puis l'apparition du délire et du coma, enfin la disparition de tous ces symptômes au bout de quelques jours. Dans l'intervalle de ces attaques, l'œdème diminue partout, mais surtout aux membres supérieurs et à la face où il disparaît presque complétement. A intervalles irréguliers, on note un peu de délire et d'agitation. Un symptôme plus constant, dénoncé par le malade, est une *céphalalgie* frontale assez intense. Nous devons signaler aussi des *vomissements*, survenant de temps en temps, principalement aux approches des attaques. D'ailleurs, l'appétit reste très-médiocre et le malade est dans un état d'affaiblissement qui ne lui permet pas de sortir du lit.

14 *mars*. Le cortége des symptômes prémonitoires que nous avons décrits, annonce l'imminence d'une nouvelle attaque. L'œdème a augmenté rapidement et il a envahi de nouveau les membres supérieurs et la face. En même temps, le coma et le stertor sont revenus. Les yeux, tantôt fermés, tantôt ouverts, sont fixes. Les pupilles sont égales et contractées. La sensibilité et la motilité ne sont pas complétement abolies : en pinçant la peau on provoque

des cris et quelques mouvements. Ni agitation, ni délire. Le pouls est petit, à 120; la *température rectale* à 37°,2; la respiration à 16; mais elle est irrégulière et parfois elle se suspend durant 8 à 10 secondes. — Le 15 mars, même état.

16 *mars*. Après avoir eu de l'agitation pendant la nuit, le malade est sorti du coma et ce matin il répond à nos questions. P. 92; R. 16, régulière; T. R. 37°.

17 *mars*. L'anasarque a diminué très-notablement. Le malade a mangé. Réponses nettes; parole libre. — Les jours suivants, encore de temps en temps des troubles de la vue, des hallucinations, un délire calme; enfin, le 22, il est revenu à son état ordinaire.

28 *mars*. Nouvelle attaque qui débute par l'accroissement de l'anasarque, les troubles respiratoires déjà signalés et par du délire. P. 80; R. 16; T. R. 36°,2. — *Soir* : P. 96; R. 20; T. R. 37°.

29 *mars*. L'anasarque est considérable. Délire alternant avec du coma. Plusieurs vomissements bilieux. P. 84; R. 20; T. R. 36°. — *Soir* : P. 88; R. 20; T. R. 37°.

30 *mars*. Mêmes symptômes. Prostration continuelle. Réponses difficiles et rares. P. 88; R. 16; T. R. 36°,8. — *Soir* : P. 96; R. 19; T. R. 36°,8. Vomissements.

31 *mars*. Quelques hallucinations; délire tranquille. P. 96; R. 17; T. R. 37°,1. — *Soir* : P. 104; R. 21; T. R. 37°,6.

1er *avril*. L'œdème a beaucoup diminué. P. 80; R. 18; T. R. 38°,2. Les jours suivants, le malade, revenu à lui, mange et parle; mais les troubles de la vue et les hallucinations reparaissent jusqu'au 12 avril. Ce jour-là, nouvelle poussée d'anasarque avec les mêmes modifications de la respiration. Ni vomissements, ni délire, ni coma; il n'y a que de l'assoupissement.

13 *avril*. P. 92; R. 12; T. R. 37°,4. — *Soir*. P. 108; R. 18; T. R. 37°.

14 *avril*. P. 108; R. 16; T. R. 37°. — *Soir* : P. 100; R. 18; T. R. 37°,4.

15 *avril*. Coma et stertor. P. 92; R. 18; T. R. 37°,5. — *Soir* : P. 106; R. 20; T. R. 37°,6. — Le 16, même état.

17 *avril*. L'œdème a beaucoup diminué. Le coma persiste. P. 96; R. 18; T. R. 37°. — *Soir*. Le coma a disparu et a fait place à des hallucinations; le malade soutient une conversation très-calme avec des camarades imaginaires. P. 100; R. 20; T. R. 37°,4.

18 *avril*. L'œdème a quitté la face. Subdelirium.

21 *avril*. *Retour de l'œdème de la face.* L... a toute sa connaissance. P. 100; R. 15; T. R. 35°,9.

22 *avril*. Délire. P. 100; R. 20; T. R. 35°,8. — *Soir :* Légère diminution de l'œdème; délire. P. 100; R. 20; T. R. 36°,6.

23 *avril*. Augmentation de l'œdème; diminution du délire. P. 88; R. 18; T. R. 36°,3. — *Soir*. Un peu de délire. Troubles de la vision : Erreurs sur le nombre des doigts qu'on lui montre. P. 96; R. 18; T. R. 35°,8.

24 *avril*. P. 86; R. 17; T. R. 35°,6.

25 *avril*. P. 88; R. 16; T. R. 35°,2. — *Soir :* P. 92; R. 18; T. R. 35°,8.

26 *avril*. P. 88; R. 16; T. R. 35°,7. — *Soir :* P. 104; R. 18; T. R. 35°,8.

27 *avril*. P. 100; R. 20; T. R. 35°,8. — *Soir :* P. 104; R. 22; T. R. 36°,3.

28 *avril*. P. 96; R. 20; T. R. 35°,9. Durant toute cette période l'œdème et le délire ont éprouvé des variations tantôt simultanées, tantôt indépendantes.

29 *avril*. Coma, après une nuit marquée par des cris et de l'agitation. L'œdème s'est accru (1). P. 100; R. 24; T. R. 35°,9.

30 *avril*. Tantôt du coma, tantôt du délire avec cris. Œdème considérable. P. 112; R. 24; T. R. 35°,9.

1er *mai*. Pas de changement. P. 104; R. 18; T. R. 35°,9.

---

(1) Ce cas montre que l'opinion qui attribuait à la *diminution* de l'anasarque une influence fâcheuse sur la production des accidents urémiques, n'est pas absolument vraie, car, chez ce malade, l'*augmentation* des hydropisies constituait l'un des signes avant-coureurs de l'attaque urémique.

2 *mai*. Vomissements cette nuit. Coma moins profond : quelques cris lorsqu'on pince la peau. P. 112; R. 20 ; T. R. 35°,9.

3 *mai*. Délire. Le malade répond néanmoins un peu. P. 104; R. 24 ; T. R. 36°,2.

4 *mai*. Coma. P. 120 ; R. 26; T. R. 37°. — *Soir*. Délire, cris.

5 *mai*. Le malade a recouvré la connaissance. Respiration embarrassée. P. 112 ; R. 32 ; T. R. 36°,4.

6 *mai*. L... demande à manger. L'œdème tend à diminuer. P. 100; R. 36 ; T. R. 37°. — Voici la marche suivie, à partir de ce moment, par le pouls, la respiration et la température.

Dates.	Pouls.	Resp.	Température.
7 mai	100	28	36°,4
8 —	112	24	36°
9 —	100	24	36°,2
10 —	92	24	36°,4
11 —	100	24	35°,6
12 —	104	28	35°,6
13 —	100	24	35°
14 —	88	24	34°,4
15 —	68	28	33°,2

La langue et les extrémités sont froides (matin du 15 mai). Râles trachéaux. Agonie. Mort le soir. — Pendant les huit derniers jours, l'œdème avait diminué et même disparu à la face, aux bras et à la partie supérieure du tronc, laissant voir, dans toutes ces régions, un amaigrissement extrême. — Le délire, peu marqué et discontinu, avait cessé dans les derniers jours. Alors le malade était dans la prostration. Il se plaignait parfois de souffrir dans les jambes et aux pieds : l'épiderme des talons s'était détaché. Enfin, il avait accusé une sensation pénible de froid le 11 et le 12, alors que la température était descendue à 35°,6.

AUTOPSIE. *Cerveau*. Œdème sous arachnoïdien ; quelques gouttes de liquide dans les ventricules. Un peu de ramollissement (?) de la voûte à trois piliers et de la substance périphérique. Pas de granulations tuberculeuses.

Thorax. — *Cœur*. Trois plaques laiteuses sur la face antérieure. Hypertrophie du ventricule gauche qui est globuleux. — Epanchément citrin assez considérable dans la *plèvre gauche*. Le *poumon* de ce côté est rétracté, infiltré de *tubercules* au sommet et parsemé à la surface de granulations saillantes du volume d'un grain de millet. — Congestion et œdème du poumon droit. Au sommet, pneumonie chronique, avec quelques gros tubercules arrondis, jaunâtres. Fausses membranes et quelques granulations miliaires à la surface.

Epaississement et replis très-marqués de la muqueuse de l'*estomac*. Taches ardoisées et piqueté ecchymotique. — *Foie* congestionné. — Le *pancréas* semble infiltré, en certains points, de matière tuberculeuse. — *Ganglions mésentériques* tuberculeux, crétacés. — *Reins petits, atrophiés, en dégénérescence granulo - graisseuse*.

Durant le séjour de ce malade à l'hôpital, on a pu assister à *quatre attaques* d'urémie. La *première*, qui a duré du 14 au 17 mars, a été peu grave et la température ne s'est pas abaissée au-dessous de 37°. La *seconde* s'est montrée le 28 mars et a fini le 31 : elle a été plus sérieuse que la précédente et la température est descendue à 36°. La *troisième*, qui comprend une période de quinze jours (du 21 avril au 6 mai), a été plus sévère encore ; aussi la température a-t-elle baissé davantage : 35°,2 (1). On note

(1) « Le pouls, dit M. Fournier, est tranquille ; il bat de 60 à 70, 90 au plus, d'après Frerichs... » (*Loc. cit.* p. 24). Que voyons-nous, dans nos observations ? Le pouls à 80, à 100, pour une température de 35°. Nous notons encore 64 pulsations pour une température de 32°,6 ; 92 pulsations pour une température de 36°,4. D'une façon générale, il nous a semblé que si, dans la première phase de la maladie, le pouls

alors une courte rémission de deux jours à peine. Puis, arrive la *quatrième* et dernière attaque. Dans celle-ci, la température tombe progressivement de 36°,4 à 33°,2 ; il est même présumable que, au moment de la mort, on aurait enregistré un chiffre encore inférieur.

Là se termine l'exposition des faits d'urémie qu'il nous a été possible de rassembler. Tous concordent entre eux, au point de vue de la température et nous croyons pouvoir en déduire légitimement les conclusions suivantes :

1° *L'urémie, quelle que soit sa forme, donne lieu à un abaissement progressif et considérable de la température centrale ;*

2° *Cet abaissement s'accuse de plus en plus à mesure que la maladie approche d'une terminaison fatale.*

était plus fréquent qu'à l'état sain, dans la phase finale il descendait un peu (68, 64, 60, 52).

Des auteurs ont signalé la *lenteur de la respiration* M. Piberet « a vu descendre à 14 et plus tard à 7 le nombre des respirations. M. Sée insiste également sur ce signe et le croit fréquent... » (Fournier, *Loc. cit.*, p. 24-25). Les observations relatées par nous, nous montrent ou que le nombre des respirations est à peu près physiologique (obs. XX, XXVII, XXVIII), ou qu'il augmente (obs. XXII, XXV, XXIX). Une seule fois, il a diminué (obs. XXI). Il nous paraît évident par là que la température, par l'abaissement constant qu'elle offre dans l'urémie, est un signe bien supérieur à ceux que l'on peut tirer soit du pouls, soit de la respiration.

CHAPITRE II

De la température dans l'éclampsie puerpérale.

Nous venons de voir que dans toutes les formes de l'urémie et partant dans l'*urémie éclamptique*, la température, du début à la fin des accidents, descend considérablement au-dessous du chiffre physiologique. *L'éclampsie puerpérale* nous montre une courbe exactement inverse; en d'autres termes, dans cette maladie, la température s'élève dès l'apparition des convulsions et continue de croître jusqu'à leur cessation ou la mort de la malade.

Lors de nos premières publications sur ce sujet, nous disions : « Les observations éparses dans les différents recueils périodiques, les mémoires originaux, les chapitres ou les articles consacrés dans les Traités d'accouchement ou les Dictionnaires les plus récents, ne nous ont donné sur ce point spécial, aucune indication sérieuse. Dire avec Nœgelé et Grenser que « la température de la tête est élevée, surtout au front, » et que dans l'intervalle des accès d'éclampsie « il ne reste que de la fréquence du pouls et de l'élévation de la température », c'est s'en tenir à des assertions bien vagues qui n'éclairent pas beaucoup la question. »

Notre assertion n'était pas tout à fait juste, car, depuis

cette époque, nous avons eu connaissance d'un cas où la température a été consignée avec soin. C'est donc par lui que doit s'ouvrir la série clinique concernant l'histoire de la température dans l'éclampsie puerpérale.

OBSERVATION XXX

ÉCLAMPSIE PUERPÉRALE

Accouchement. — Eclampsie. — Elévation rapide et considérable de la température. — Mort. — Néphrite parenchymateuse (QUINCKE, *Berlin. Kl. Wochenschrift*, 1869, n° 29.)

Kn..., âgée d'environ 30 ans, accouche le 4 décembre 1868 au soir, en venant à la Charité où fut faite la délivrance. Pas de renseignements. Le 5, à 5 heures du matin, convulsions cloniques-toniques générales, se répétant fréquemment dans la journée par accès, souvent plusieurs en une heure. — Les convulsions occupent tout le corps. — Respiration stertoreuse ; pupilles dilatées ; perte complète de la réaction. Pouls plein et dur. Choc du cœur fort ; bruits purs. La vessie contient quelques centimètres cubes d'urine albumineuse. — Durant la nuit les convulsions se répétèrent plusieurs fois, mais cessèrent à 7 heures du matin (6 déc.) A 3 heures, coma avec sueur froide générale. A 9 heures 40, mort sans retour des convulsions. Voici la marche de la température.

Dates.	Heures.	Température.	Pouls.
5 déc.	5	39°,4	152
6 —	7,45	41°,8	148
—	9,40	mort	«
—	9,50	42°,9	«
—	9,57	43°	«
—	10,30	43°,1	«
—	11,25	43°,1	«

AUTOPSIE. *Néphrite* parenchymateuse. Hypertrophie du *cœur*.

Hypérémie et œdème du lobe *pulmonaire inférieur droit. Utérus* régulièrement revenu sur lui-même. — Rien d'anormal dans le *cerveau*, à part une forte infiltration séreuse des couches optiques et des corps striés.

Ainsi que le tableau ci-dessus nous l'apprend, la température, chez cette malade, a suivi une marche très-rapidement ascendante puisque, en *trente heures*, elle est montée de 39°,4 à 43°,1. Malgré son intérêt, ce fait a passé inaperçu ; depuis Quincke jusqu'à nous, personne, à notre connaissance, n'a publié d'observations où la température ait été consignée régulièrement. Nous allons donc relater de suite les cas que nous avons recueillis.

OBSERVATION XXXI

ÉCLAMPSIE PUERPÉRALE

Grossesse à terme. — Attaques éclamptiques. — Urines albumineuses. — Température. — Mort. — Autopsie : — ramollissement (cadavérique ?) des corps striés, — altérations rénales, — apoplexie pulmonaire. (Obs. pers.)

Bah... Marie, 19 ans, teinturière, est entrée à l'hôpital Saint-Louis, salle Saint-Thomas, n° 47 (service de M. BLACHEZ), le 16 juin 1869. A l'arrivée de la malade, à midi, on note les phénomènes suivants : stupeur profonde, yeux hagards ; œdème des membres inférieurs ; grossesse à terme : le col, assez haut, laisse entrer avec peine la première phalange de l'index. On nous assure que, depuis hier soir, elle aurait eu plusieurs attaques convulsives. Bientôt en survient une durant laquelle le pouls est à 124, la respiration à 64, la température vaginale à 40°. Après une minute de répit, en apparaît une autre ainsi caractérisée : torsion du cou, déviation énergique de la face vers l'épaule gauche ; le bras gauche se soulève, se roidit, les membres inférieurs sont animés de quelques secousses, puis le bras droit se roidit ; enfin naissent des convulsions cloniques au commencement desquelles la face, qui est pâle, revient à droite ; la respiration est stertoreuse, l'écume s'échappe de la bouche. L'attaque a duré une minute et demie ; elle n'a été précédée d'aucun cri, ni accompagnée d'aucune évacuation involontaire. Le thermomètre n'a pas bougé. Traitement : lavement purgatif ; potion avec bromure de potassium, 6 grammes ; sinapismes.

Six heures du soir. — Cinq accès depuis midi. Pouls assez petit, à 148 ; R. 68 ; T. V. 40° ; décubitus dorsal. Tête inclinée tantôt d'un côté, tantôt de l'autre. Front brûlant, face colorée. Pupilles égales, notablement dilatées. Nulle trace de paralysie. La malade a bu presque toute sa potion ; la déglutition s'opère avec quelque difficulté. — Le toucher vaginal fait constater une dilatation du col égale aux dimensions d'une pièce d'un franc. Huit ventouses scarifiées à la nuque (les urines, extraites par la sonde, contiennent de l'*albumine*). Bah... meurt, sans avoir accouché, à onze heures du soir.

Autopsie, *le 18 juin.* — *Péricrâne*, rien. — *Os*, friables, minces. — Veines de la dure-mère gorgées et distendues. — Le liquide céphalo-rachidien n'est pas augmenté. Sur la face convexe de l'hémisphère droit, légère injection de la pie-mère, qui, des deux côtés, lorsqu'on la détache, entraîne en beaucoup de points la couche superficielle des circonvolutions, principalement à droite. De ce côté, la paroi du ventricule latéral est très-ramollie ; le corps strié est séparé de la couche optique (1). La partie antérieure de ce ventricule est assez ferme. A gauche, le corps strié est également séparé de la couche optique. A part les bords qui répondent à cette dissection, la couche optique et le corps strié sont assez résistants. On ne note pas de coloration anormale. La *pie-mère cérébelleuse* s'enlève avec peine. — La protubérance et le bulbe sont normaux. — L'hémisphère gauche pèse 15 grammes de plus que le droit.

Congestion intense des deux *poumons ;* dans le lobe inférieur, il

(1) L'autopsie a été pratiquée 36 heures après la mort et, à cette époque, la température était élevée.

y a des îlots d'apoplexie. — Caillots noirs dans l'*oreillette gauche ;* caillots blancs dans l'*oreillette droite*, se prolongeant dans les veines caves. Le tissu du *cœur* est moins coloré que d'habitude. — *Foie* volumineux, peu coloré ; pas de calculs. — L'*estomac*, le *pancréas*, la *rate*, n'offrent aucune lésion. — La veine cave inférieure, les veines iliaques et utéro-ovariennes sont distendues par du sang noir en partie fluide, en partie coagulé. — La substance corticale des reins est remarquablement pâle, jaunâtre, grenue ; les pyramides sont distinctes, rougeâtres.

Utérus. — La dilatation du col est plus grande que pendant la vie. Le *fœtus* paraît à terme. Il est considérablement œdématié, et sur le ventre on voit plusieurs phlyctènes.

L'ensemble symptomatique offert par cette femme était tout à fait comparable à celui qu'on remarque chez les épileptiques et désigné sous le non d'*état de mal épileptique*. Dans le cours de notre travail, nous nous servirons donc, par analogie, des mots *état de mal éclamptique* pour désigner à la fois et les convulsions et le coma qui leur succède (1).

Quand cette malade est arrivée à l'hôpital, les attaques éclamptiques dataient déjà de **16 à 18** heures; il y avait, en outre, un coma profond et continu. Eh bien, à ce moment la température vaginale était à 40°. Un premier point qui ressort de cette observation, c'est que l'*état de mal éclamptique a pour effet de produire une élévation de la température*.

(1) Dans le premier volume de la *Revue photographique des hôpitaux* (1869, p. 165), nous avons étudié : 1° les modifications de la température produites par l'attaque d'épilepsie ; 2° la température dans l'*état de mal épileptique*. — Voyez aussi : Bourneville, *Études de thermométrie clinique dans l'hémorrhagie cérébrale et dans quelques autres maladies de l'encéphale*, thèse de Paris, 1870.

Les cas suivants, tout en confirmant ce premier résultat, vont nous faire découvrir d'autres particularités.

OBSERVATION XXXII

ÉCLAMPSIE PUERPÉRALE.

*Grossesse à terme. — Éclampsie. — Température durant et après
les accès. — Urines albumineuses, — Accouchement par le forceps. — Marche de la température. — Pneumonie. — Guérison. (Obs. pers.)*

Bich.., Blanche, 17 ans, est entrée le 27 décembre 1869, à l'hôpital Saint-Louis, salle Ferdinand, n° 13 (service de M. HARDY).
D'après les renseignements qui nous sont donnés par son beau-père,
elle avait depuis deux mois de la bouffissure de la face, et ses urines
étaient devenues plus abondantes, au point que, la nuit, elle était
obligée de se relever deux ou trois fois. Hier soir, vers onze heures,
après avoir dîné comme d'habitude, elle a été prise d'attaques convulsives qui n'ont pas discontinué. On nous l'a amenée ce matin couchée sur de la paille, dans une voiture ouverte à tous les vents. A
peine était-elle mise au lit qu'elle a eu une nouvelle attaque franche-
ment éclamptique, après laquelle le pouls était à 128, et la température vaginale à 39°, 2. En moins d'un quart d'heure, nous assistons
à deux autres accès, avec convulsions, cyanose, déviation du cou,
etc. La malade est dans un état comateux. Le col de l'utérus est
abaissé, effacé et dilaté (1 centimètre et demi de diamètre). Des in-
halations de *chloroforme*, jusqu'à résolution complète, puis recom-
mencées une fois encore au bout de quelques minutes, ont fait cesser
les crises de 11 heures 10 minutes à midi 50 minutes.

De midi 50 à 1 heure 10, moment où nous revoyons cette jeune
fille, elle a eu quatre attaques. Nous assistons alors à une véritable
série. Les convulsions affectent surtout la forme tonique ; la cyanose
est très-marquée. A la fin de chaque crise, il s'écoule par les nari-

nes des flots de liquide blanchâtre, mousseux, assez épais ; la langue présente des écorchures. La malade a uriné sous elle. — Le thermomètre, placé dans le vagin depuis trois minutes, était à 40°, quand est survenue une crise durant laquelle la température s'est élevée à 40°, 2. Elle était déjà descendue à 40°, 1, lorsque de nouvelles convulsions l'ont fait revenir à 40°, 2. — *Traitement : saignée* de 400 à 450 grammes ; ventouses sèches. Durant l'application de ces moyens, le pouls était à 156 ; le col avait une dilatation à peu près égale aux dimensions d'une pièce de 2 francs. En moins de 40 minutes, nous comptons douze attaques.

Une heure 50 minutes. — Le col de l'utérus étant suffisamment dilaté, on applique le *forceps* au détroit supérieur : l'accouchement s'opère rapidement. L'enfant, dont on entendait les battements du cœur à onze heures du matin, est venu mort. Aussitôt *après l'accouchement*, le pouls était à 146, la température vaginale à 39°, 6. *Après la délivrance* (2 heures 20 minutes) : P. 124 ; T. V. 39°, 5. La malade a perdu peu de sang.

5 heures. Pas d'accès depuis l'accouchement. P. 136 ; R. 28 ; T. V. 39°,9.

28 décembre, 10 heures. P. 120 ; R. 29 ; T. V. 39°,8. B... a eu, cette nuit, deux attaques seulement. Ce matin, elle est assoupie, ne répond pas ; les paupières sont fermées ; quand on les écarte, elle se plaint ; les pupilles sont normales. Les joues sont médiocrement chaudes et colorées ; les narines humides. La bouche est entr'ouverte ; le bord libre des lèvres, les gencives présentent des croûtes brunes, sèches (sang et mucosités). La langue est gonflée, turgescente, et offre à sa face inférieure des dépôts grisâtres qui recouvrent des morsures que la malade s'est faite durant ses crises convulsives. En raison de l'état de la langue, la déglutition est difficile. Une selle très-abondante, involontaire (B... a pris un lavement purgatif hier soir). — 12 sangsues derrière les oreilles.

Soir. Pas de nouvelles attaques. Assoupissement. Ventre souple, ni vomissements, ni selles. Seins assez gros, mous ; sécrétion aqueuse. Miction involontaire. Par la sonde on retire une urine épaisse qui, traitée par la chaleur seule, et avec l'acide azotique, contient une grande quantité d'albumine, mais pas de traces de sucre. P. 120 ; R. 26 ; T. V. 39°,6. Les sangsues ont bien coulé.

29 *déc.* P. 118 ; R. 26 ; T. V. 39°,4. Nuit calme. Lavement avec 60 grammes de miel de mercuriale. — *Soir* : P. 128 ; R. 28 ; T. V. 40°. Les lèvres, les gencives sont nettoyées ; la langue présente toujours des dépôts d'aspect gangréneux. Les seins sont mous ; sécrétion presque nulle.

30 *déc.* P. 104 ; R. 22 ; T. V. 38°,8. Glandes mammaires molles ; sécrétion jaunâtre. Physionomie calme. La malade parle bien. Peau fraîche. Langue moins grosse ; les ulcérations se nettoient. Seins souples ; sécrétion jaunâtre. — *Soir* : P. 120 ; R. 24 ; T. V. 39°,7.

31 *déc.* Les glandes mammaires, sensibles, sont à peine gonflées et fournissent une sécrétion blanche. P. 106 ; R. 24 ; T. V. 38°,7. *Soir :* P. 108 ; T. V. 37°,6.

1er *janvier* 1870. P. 112 ; T. V. 39°,3.

2 *janv.* P. 112 ; T. V. 38°,8. — *Soir :* P. 108 ; T. V. 37°,6.

3 *janv.* P. 124 ; R. 36 ; T. V. 40°,2. Toux fréquente, sans expectoration. A l'auscultation, souffle tubaire et bronchophonie à gauche en arrière, au niveau du tiers moyen et au-dessous de l'aisselle. Pas de frisson. La langue est humide ; les dépôts gangréneux ont disparu, laissant à découvert une ulcération assez longue, à bords déchiquetés ; soif vive ; nausées, la nuit dernière ; pas de vomissements ; ventre un peu ballonné ; constipation depuis deux jours. Les seins sont mous et donnent une sécrétion aqueuse de moins en moins abondante. Les lochies ont suivi leur cours régulier. Les urines ne renferment plus d'albumine. — *Soir :* P. 128 ; T. V. 40°,2.

4 *janv.* P. 100 ; T. V. 38°. — *Soir :* P. 120 ; T. V. 39°,8.

5 *janv.* P. 124 ; T. V. 40°,2. — *Soir :* P. 108 ; T. V. 39°,4.

6 *janv.* P. 84 ; T. V. 37°,2. — *Soir :* P. 100 ; T. V. 37°,8.

7 *janv.* P. 80 ; T. V. 37°,2. — Appétit ; langue humide ; les ulcérations se ferment. Aucun accident nerveux. A l'auscultation, on trouve encore quelques râles sous-crépitants vers le tiers moyen et postérieur du poumon gauche. La *pneumonie* est en voie de résolu-

tion. — La malade est sortie parfaitement guérie à la fin de janvier (1).

De même que dans le cas précédent, la première exploration a été faite ici à une époque déjà assez distante du début des attaques éclamptiques, — douze heures environ. La température vaginale à ce moment était à 39°,2. Les attaques continuant à des intervalles rapprochés, nous la voyons monter successivement à 40°, puis à 40°,2, chiffre élevé qui vient à l'appui de celui que nous avons consigné chez la première malade (fig. 25).

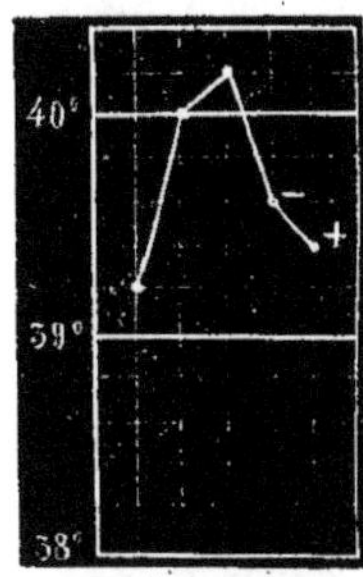

Fig. 25.—Température aussitôt après l'accouchement. + Température aussitôt après la délivrance. — Chaque ligne verticale correspond à une heure.

Mais ce n'est pas tout. Cette deuxième observation nous permet encore d'apprécier l'influence de l'attaque elle-même sur la température. Que voyons-nous, en effet? Dans un instant de répit, la température était à 40°; survient une attaque et la température monte à 40°,2. Durant un second repos, la température descend à 40° et, dans un nouvel accès, elle atteint de nouveau 40°,2. Enfin, alors que pour la troisième fois, la colonne mercurielle baissait et avait déjà gagné 40°,1, une troisième crise la fait rapidement regagner 40°,2. D'où il nous semble naturel de conclure que l'*accès éclamptique* produit une ascension de la température.

Si l'accouchement s'opère et si les accidents s'éloi-

____

(1) Les notes ont été prises à partir du 1er janvier par notre collègue M. Saison.

gnent, puis disparaissent, — et c'est le cas de notre seconde malade, la température diminue; elle diminue encore après la délivrance. Nous n'insistons pas sur les oscillations thermométriques des jours qui ont suivi la parturition, car elles dépendent non-seulement du trouble occasionné dans l'organisme par l'état de mal éclamptique, mais encore de la fièvre de lait, puis d'une pneumonie.

L'état de mal éclamptique doit-il, au contraire, aboutir à une issue fatale, la température, loin de baisser, continue de s'élever ainsi que le démontrent les trois observations qui vont suivre.

OBSERVATION XXXIII.

ÉCLAMPSIE PUERPÉRALE.

Grossesse de huit mois. — Albuminurie. — Attaques éclamptiques. — Marche ascendante de la température (38°,8 à 41°,2). — Saignée ; anesthésie ; accouchement. — Injections de chloral.— Persistance des attaques. — Mort. — Néphrite. (Obs. pers.)

Lem..., Elisa, 26 ans, cartonnière, est entrée le 2 janvier 1871 à l'hôpital de la Pitié, salle du Rosaire, n° 42 (service de M. MARROTTE). Les personnes qui l'ont apportée racontent qu'elle a pâti beaucoup dans ces derniers temps, étant tout à fait dénuée de ressource et privée de l'appui de son amant parti pour l'armée. Elle serait enceinte pour la première fois (7 à 8 mois, dit-on). Ce matin, vers dix heures, elle aurait eu une *attaque convulsive* avec perte de connaissance, écume et cyanose. Depuis 2 heures de l'après-midi jusqu'à 6 heures, on a compté quatre attaques.

6 *heures; soir.* La malade est dans le coma et présente une cyanose assez prononcée. La face et les yeux sont dirigés vers la gau-

che. La conjonctive oculaire est injectée. Les pupilles sont contractiles, dilatées, égales. La lèvre inférieure est couverte de salive
desséchée. La langue offre plusieurs morsures qui ont déterminé un
gonflement assez considérable. Le cou est roide. Les membres sont
contracturés ; les inférieurs dans l'extension, les supérieurs dans la
demi-flexion. Les doigts sont fléchis sur la paume de la main. —
Œdème. Au toucher, nous trouvons le col effacé, dilaté de deux
centimètres à peine. (*Saignée* de 300 grammes, lavement purgatif.)
— Pouls 112. Température vaginale 38°,8. Par le cathétérisme, on
retire plus d'un demi-litre d'urine, qui renferme une grande quantité
d'*albumine*.

10 *heures*. Après la saignée, la malade a paru un peu éveillée :
nous n'avons obtenu d'elle aucune parole, mais elle a fait quelques
efforts pour montrer la langue. De 6 à 10 heures, trois attaques.
Même aspect général. Pas de modification notable au toucher. P.
136, petit ; T. V. 39°,2. —La malade est éthérisée jusqu'à résolution complète. A 11 heures, la dilatation du col égale la largeur
d'une pièce de 5 francs. Une attaque.

3 *janvier*. 2 *heures*. P. 140 ; T. V. 39°,6. Lem... a encore eu
des attaques ; elles n'ont pas été comptées. Le travail a bien marché ;
la tête est dans l'excavation. L'accouchement s'opère avec assez de
rapidité. — Vésicatoires aux mollets ; sinapismes sur les cuisses.

8 *heures*. P. 144 ; T. V. 40°. Huit attaques depuis l'accouchement. Coma profond, cyanose, etc. Pupilles très-dilatées ; mouvements convulsifs des paupières. — Constipation ; huile de ricin, 15
gr. ; huile de croton, 2 gouttes.

Midi. Deux attaques. P. 140 ; T. V. 40°,4. — Injections sous-
cutanées de 2 gr. de *chloral* (solution au tiers).

4 *heures*. Une nouvelle injection de chloral a été pratiquée à 2
heures (5 grammes). A ce moment, la température était descendue
à 40° ; une selle peu copieuse. Nous notons maintenant : P. 120 ;
R. 40 ; T. V. 40°,4. A 6 heures, râle laryngo-trachéal. — La mort
arrive à 8 heures du soir : T. V. 41°,2.

AUTOPSIE, *le 5 janvier*. Distension assez marquée des veines de
la *dure-mère*. — Injection de la *pie-mère*, qui se détache sans peine

— *Cerveau sain*. — Le liquide *céphalo-rachidien* nous a semblé un peu plus abondant que de coutume.

Congestion assez intense et générale des *poumons*, sans aucune trace d'hépatisation ni d'apoplexie. — *Cœur*, rien. — *Foie* congestionné, friable, graisseux ; pas de calculs. — *Rate*, hypérémiée. — *Vessie*, normale. — *Reins* : la substance corticale est un peu *atrophiée* et considérablement anémiée, tout à fait jaunâtre. Les *pyramides* sont encore assez distinctes. — L'*utérus* est en partie revenu sur lui-même.

Cette observation nous renseigne : 1° sur la température peu après le début de l'éclampsie ; 2° sur la marche de la température dans le cours de l'état de mal éclamptique ; 3° sur la température à l'instant de la mort.

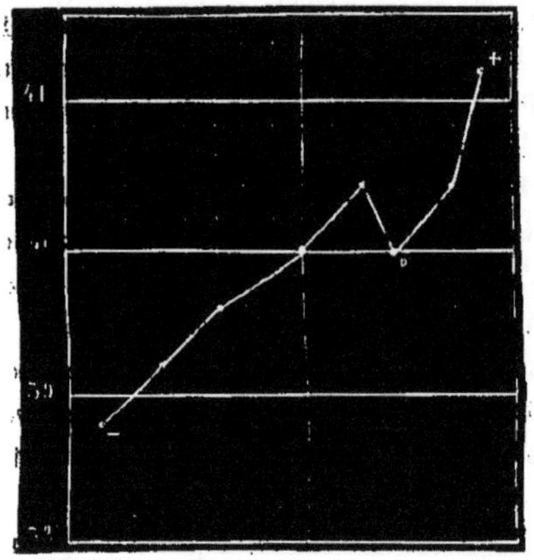

1° La première exploration, qui donna 38°,8, a été pratiquée huit heures après l'apparition des convulsions, lesquelles, pendant ce temps, ont d'ailleurs été très-rares ;

Fig. 26. — Température 7 heures après le début. O Abaissement de température consécutif à l'injection de chloral. + Température aussitôt après la mort. — Chaque ligne correspond à deux heures.

2° Ici, comme dans les deux autres faits, l'*état de mal éclamptique* a eu pour conséquence une élévation progressive de la température et cela malgré une saignée abondante, malgré l'accouchement ;

3° Enfin, la température qui, deux heures avant la

mort, était à 40°,4, atteignit aussitôt après la terminaison fatale le chiffre considérable de 41°,2. (Fig. 26).

Notre ami L.-E. Dupuy, ayant eu connaissance de notre premier mémoire, se rappela avoir pris la température chez une femme nouvellement accouchée qui venait d'avoir des attaques éclamptiques et il nous a communiqué les notes qui suivent.

OBSERVATION XXXIV

ÉCLAMPSIE PUERPÉRALE

Multipare. — Éclampsie. — Accouchement par le forceps. — Trois attaques après l'accouchement. — Coma. — Urines albumineuses. — Saignée; son influence sur la température. — Marche de la température. — Mort. — Autopsie. (Obs. rec. par L. E. Dupuy, interne des hôpitaux).

Guich... Joséphine, âgée de 41 ans, sans profession, est couchée au lit n° 16 de la salle Ste-Adélaïde (service de M. Lorain). — Cette femme a été amenée à l'hôpital St-Antoine à onze heures du soir. Voici les renseignements qui furent fournis sur elle : Elle a eu plusieurs enfants dont l'un, âgé de 5 ans, est encore vivant. — On vient de l'accoucher au forceps. *Avant et pendant le travail,* elle a eu plusieurs attaques d'*éclampsie.* Depuis l'accouchement, elle a eu trois nouvelles attaques.

Le lendemain, 19 mars 1869, la malade présente les symptômes suivants : Elle est plongée dans un état comateux; les lèvres sont livides, les pommettes injectées. La respiration est stertoreuse et bruyante; la bouche reste entr'ouverte et il s'en écoule une salive filante. La perte de connaissance est complète. Le pouls, à 112, est petit, inégal, influencé d'une façon manifeste par la respiration. On sonde la malade; l'urine est couleur de bouillon foncé et *renferme une quantité considérable d'albumine.* — Saignée de 450 grammes.

	Avant la saignée.	Après la saignée.
T. vaginale.	38°,8	38°
T. axillaire.	38°,4	38°
T. bouche	37°,4	36°,8
T. main.	36°,5	36°,2

Bientôt la malade semble revenir un peu au monde extérieur ; elle gémit et remue la tête de côté et d'autre. — La face est plus colorée et se couvre d'une sueur abondante.

Soir. Même état ; le coma persiste. P. 100 ; T. V. 38°,4.

20 *mars*. La nuit a été meilleure ; l'état comateux a cessé et on a pu faire prendre à la malade du bouillon et du vin. Elle se plaint beaucoup. On la sonde : les urines renferment moins d'albumine que la veille. P. 92 ; T. V. 38°,2.

Soir. Somnolence ; respiration plaintive. P. 96 ; respiration 36 ; T. V. 39°,2. La malade retombe dans le coma et meurt le lendemain matin à 6 heures.

AUTOPSIE *pratiquée le 22 mars*. Aspect général des tissus : pâleur, meurtrissure de la peau en quelques points. — Les *mamelles* renferment un peu de lait. — *Péricarde*. Taches laiteuses. — *Cœur*. Vide de sang ; — Caillot fibrineux adhérent aux cordages ventriculaires et s'engageant dans l'orifice aortique. — Hypertrophie ventriculaire. — *Plèvres*. Adhérences anciennes. — *Poumons*. Emphysème aux sommets ; œdème à la base du poumon droit.

Vésicule biliaire. — Bile très-épaissie, renfermant une quantité de petits calculs de cholestérine (ayant environ 4 millimètres de diamètre). Hypertrophie des parois de la vésicule. — *Foie*. Aspect graisseux à la coupe. Les canaux biliaires ,distendus et à parois hypertrophiées, contiennent de la bile épaissie. — *Rate*. Un peu volumineuse, flasque, non ramollie et sans altération apparente. — *Reins*. A gauche, œdème dans l'atmosphère cellulo-graisseuse périnéphrétique. Aspect blanc, opaque, graisseux, du parenchyme ; — le rein droit présente les mêmes altérations, mais plus caractérisées. — *Vessie distendue par une notable quantité d'urine*. — *Uterus*. Peu volumineux. Suppuration normale dans le tissu utérin.

Cerveau. Aucune trace d'épanchement ventriculaire ou de méningite. — Tissu et vaisseaux cérébraux à l'état normal.

Nous relèverons les particularités suivantes :

1° Multiparité ; — 2° attaques éclamptiques avant et pendant le travail et enfin, après l'accouchement ; — 3° influence de la saignée qui a déterminé un abaissement de la température ; — 4° élévation de la température qui a persisté même après la cessation des attaques ; — 5° état normal de l'encéphale. Ici nous n'avons, en somme, que des données assez incomplètes, mais qui, toutefois, suffisent pour faire voir que l'éclampsie puerpérale s'accompagne d'une élévation de la température. Le fait que nous allons relater maintenant est plus complet et plus instructif.

OBSERVATION XXXV

ÉCLAMPSIE PUERPÉRALE

Primipare. — OEdème des membres inférieurs. — Éclampsie. — Élévation progressive de la température. — Agitation ; état comateux. — Lenteur du travail. — Accouchement. — Affaiblissement rapide. — Mort. — Température terminale. — Résultats de l'autopsie : néphrite albumineuse ; ecchymoses cérébrales, péri et endo-cardiaques, stomacales, splénique. (Obs. pers.) (1).

Fer... Anna, 20 ans, lingère, née à Paris, est entrée, le 15 octobre 1871, à l'hôpital de la Pitié, salle Notre-Dame, n° 6 (service

(1) Nous avons pu recueillir cette observation grâce à l'obligeance amicale de notre maître M. Molland et de son interne M. Troisier ; nous les en remercions bien vivement.

de M. MOLLAND). D'après les renseignements fournis par sa logeuse, elle serait enceinte (7 mois) pour la première fois et, dans ces derniers temps elle serait allée, à deux reprises différentes, à l'hôpital, parce qu'elle avait les jambes enflées. Fer... était d'un tempérament nerveux. Elle aurait eu une *première attaque d'éclampsie* à 5 heures du matin. C'est le bruit qu'elle fit en tombant de son lit qui a attiré l'attention. Depuis lors jusqu'au moment de son admission à l'hôpital (midi), elle aurait eu de nombreuses attaques. A midi : pouls fréquent; T. V. 40°,3. Fer... est dans le coma; elle vient d'avoir une attaque, avec trismus. Saignée de 600 grammes, suivie d'un répit de deux heures. — *Soir:* P. fréquent; T. V. 39°,3.

16 *octobre.* Une attaque à minuit. Pouls petit, régulier, à 124; R. 22; T. V. 39°,8. A l'appel de son nom, Fer... ouvre les paupières qui sont d'habitude closes, mais on ne peut tirer d'elle aucune parole. Elle est agitée, remue presque sans cesse et les bras et les jambes. Elle a les mâchoires un peu contractées. La peau est chaude sans sueurs ni sécheresse. — Pas de garde-robes, bien qu'on lui ait fait prendre un lavement purgatif.

OEdème des pieds. Miction involontaire. Par le cathétérisme, nous retirons une petite quantité d'urine claire qui, traitée par la chaleur, puis par l'acide azotique, donne un précipité albumineux abondant. — Au toucher, le col, assez haut, n'est pas effacé; l'orifice externe laisse entrer la phalangette; parfois la malade s'agite comme si elle avait des douleurs. — A 3 heures, T. V. 40°,1.

Soir. Le pouls, compté trois fois, varie entre 112 et 120; R. 22; T. V. 40°,2. Fer... prononce de temps en temps quelques monosyllabes. Les pommettes sont un peu rouges; le front médiocrement chaud. Les pupilles sont dilatées; la conjonctive oculaire légèrement injectée. Nulle trace de paralysie faciale. Sécheresse modérée des narines et des lèvres. Quelques mucosités desséchées sur les dents. On parvient à faire entr'ouvrir la bouche à la malade et on constate que la langue est assez sèche. La déglutition paraît gênée. Ni vomissements ni selles. Miction involontaire. Ni contracture, ni paralysie. Les muscles des cuisses sont animés de petites contractions. La sen-

sibilité semble conservée. — Pas de changement notable au toucher.
— Les glaires vaginales sont plus abondantes.

17 octobre. A minuit, T. V. 40°,3. Ce matin : P. 120; R. 24
forte, laborieuse; T. V. 40°,5. Pas d'attaque. Pas de modification
sensible de l'état général. L'agitation, seule, a diminué. Il existe un
groupe d'*herpès*, composé de vésicules assez grosses, au niveau de
la commissure labiale droite et un autre sur la partie moyenne du
bord libre de la lèvre supérieure. *Malgré l'apparition de cet herpès
la température reste élevée.* — Par instants, Fer... ouvre les yeux.
Les pupilles ne sont plus dilatées. Il n'y a plus de contractions partielles des muscles.

Soir: P. 132, compté deux fois, régulier mais petit; R. 26, plus
paisible que ce matin; T. V. 40°,7. De temps en temps, Fer... se
plaint et ses plaintes semblent occasionnées par des douleurs uté-
rines. Le toucher fait voir que le col est effacé, dilaté (4 à 5 centimètres); on sent bomber la poche des eaux à chaque douleur. — La
peau est brûlante et assez sèche. Les yeux sont un peu excavés. Les
paupières sont d'ordinaire fermées. Ni paralysie, ni contracture, ni
eschare.

8 heures du soir: La dilatation du col arrive à 6 centimètres de
diamètre. Les douleurs sont plus fréquentes. La malade s'affaiblit
de plus en plus et semble beaucoup plus amaigrie que tantôt. P. 140;
R. 26, difficile; T. V. 40°,8. La poche des eaux crève à 8 h. 1/2.
Les douleurs s'éloignent et paraissent diminuer; la tête descend
jusqu'à la vulve. A ce moment (8 h. 40) la malade change notablement d'aspect : les joues qui étaient un peu colorées, deviennent
extrêmement pâles; la physionomie s'altère; le pouls est très-petit.
On fait prendre à la malade, avec quelque difficulté, du vin de Ba-
gnols et on applique le *forceps* (9 heures). Aussitôt après l'accouchement : P. 140; R. 26; T. V. 40°,6 (1). On fait la délivrance à

(1) Voyez dans la *Revue photogr. des hôpitaux de Paris*, notre mémoire sur la température dans l'état puerpéral (1870, p. 156, 176,
246).

9 h. 15; aussitôt après on note : P. 140; R. 26 ; T. V. 40°,85. La prostration est considérable.

18 *octobre*. P. très-petit à 158, compté deux fois; R. 30 ; T. V. 41°,2. Par la sonde on retire une petite quantité d'urine fortement albumineuse. — Les groupes d'*herpès* sont à leur maximum de développement. — La peau est sèche, les membres sont dans la résolution. Les mains sont cyanosées.

Soir. A 2 h. 1|2, T. V. 41°,8. Peu après la malade est prise de râle laryngo-trachéal et elle succombe à 4 heures. A ce moment, T. V. 42°,6.

Autopsie *le* 20 *octobre*. *Tête*. La *pie-mère*, très-pâle, se détache avec facilité. A la surface des circonvolutions, on observe une foule de petits foyers sanguins d'un rouge un peu violet, à bords irréguliers, n'intéressant que la couche la plus superficielle de la substance grise et simulant, en quelque sorte, des ecchymoses. Ces lésions n'existent que sur la face convexe des hémisphères et principalement sur les lobes moyens et postérieurs. Les ventricules, assez larges, sont sains. L'encéphale pèse 1230 gr. *Cervelet et isthme*, rien.

Thorax. Les *poumons* sont tout à fait sains. — Rien dans le *péricarde*. Sur la face antérieure du ventricule gauche, *ecchymose lenticulaire*. Sur l'*endocarde* du même ventricule, on voit une dizaine de *petites ecchymoses* régulières, elliptiques, ayant un à deux millimètres de diamètre.

Abdomen. Dans le grand cul de sac de l'estomac, nombreuses *ecchymoses* d'un rouge foncé. — *Rate* petite; ecchymose sous son enveloppe. A l'extrémité inférieure, îlot congestionné, noir, ressemblant à un infarctus récent (?). — *Foie* un peu décoloré; pas de calculs.

Rein gauche : anémie des deux substances assez prononcée; surface lisse; décortication facile. — *Rein droit :* anémie plus marquée de la substance corticale; coloration vineuse des pyramides qui sont décolorées au centre. — *Vessie*, pâle.

Il s'agit, dans ce cas, non pas d'une multipare, comme dans l'observation xxxiv, mais d'une *primipare*, et l'on sait que c'est surtout en pareille circonstance que se produit l'éclampsie. La malade, si nous en croyons les renseignements qui nous ont été fournis, avait, depuis plusieurs semaines, des accidents indiquant une *néphrite*. De plus, elle était d'un *tempérament nerveux*. Enfin, elle aurait eu, dans les jours qui précédèrent son admission à l'hôpital, des *émotions pénibles* causées par l'annonce de la condamnation de son amant par les conseils de guerre : le terrain était donc tout préparé pour l'éclosion de l'éclampsie.

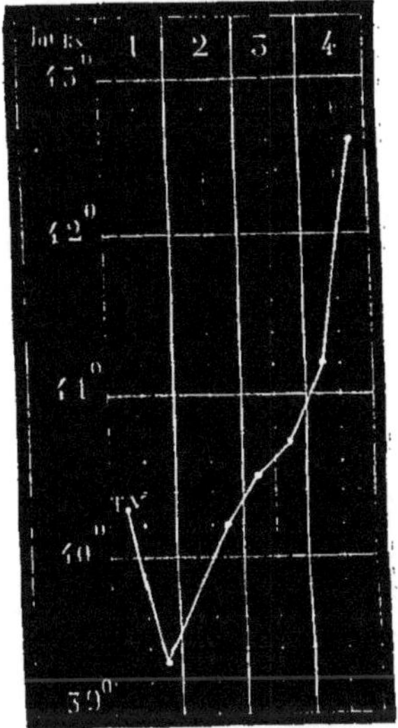

Fig. 27. — T. V., Température vaginale.

Elle débuta le 15 octobre à 5 heures du matin. La première notation thermométrique (40°,3) fut faite à midi, et presque aussitôt après une attaque éclamptique (voy. *fig.* 27). Une *saignée* de 600 grammes ayant été pratiquée, il s'en suivit un répit de deux heures et un *abaissement* relatif *de la température* (39°,3). Mais les accidents ne furent pas enrayés, et si les attaques diminuèrent, puis cessèrent assez vite, l'état général demeurait mauvais ; après avoir présenté un peu d'agitation, la malade tomba dans un état semi-comateux. — Quelques instants *avant l'accouchement* la température était à 40°,8 et *après*, elle descendit à 40°,6. A partir de ce moment, la situation s'aggrava, et la malade mourut au bout de trois jours et demi : alors la température était à 42°,6.

Dans tous les faits ci-dessus , sauf le troisième (obs. xxxii), l'éclampsie s'est terminée par la mort. Que se passe-t-il, au point de vue thermométrique, lorsque, au contraire, la maladie a une issue heureuse? L'observation que nous rappellions tout à l'heure nous en donne déjà une idée ; mais nous en avons trois autres qui méritent aussi d'être relatées, car, jointes à la première , il en ressortira des considérations générales qui nous permettront de faire voir que la thermométrie rend des services au médecin, non-seulement en l'aidant à poser le diagnostic, mais encore en lui apportant des indications thérapeutiques.

OBSERVATION XXXVI.

ECLAMPSIE PUERPÉRALE.

Primipare. — Premier accès précédé par de la céphalalgie, et survenant peu avant le début du travail. — Fréquence des accès. — Saignées ; purgatif ; chloral. — Accouchement par le forceps. — Marche de la température. — Guérison. (1)

Merl.., *primipare*, 21 ans, est entrée à la Maternité le 2 avril 1872, étant enceinte d'environ 8 mois 1/2. Constitution bonne. Réglée pour la première fois à 13 ans. Depuis cette époque, les règles, régulières, assez abondantes, duraient 4 jours. — Dans la nuit du 19 au 20 avril, M... eut une violente céphalalgie avec des bourdonnements dans les oreilles, des éblouissements et des vomissements bilieux abondants.

20 *avril.* A six heures du matin, accès subit, suivi d'un second. Les urines sont très-fortement *albumineuses.* — Col légèrement

(1) Nous avons rédigé cette observation d'après les notes qui nous ont été communiquées par nos amis P. BUDIN et CORNILLON.

dilaté. Orifices distincts. — On entend les bruits du cœur du fœtus.
— *Saignée* de 120 gr. par une élève sage-femme. — Les accès continuent et augmentent d'intensité. — Les urines furent examinées
de nouveau à 9 1/2 par M. Tarnier : la proportion d'albumine
avait encore augmenté. Le travail n'était pas commencé. — Nouvelle *saignée* de 500 gr. — Purgatif au jalap et au calomel, de chacun
0 gr. 60, en 10 paquets à prendre toutes les heures ; potion avec 2
gr. de chloral. Malgré ce traitement les accès se succèdent et deviennent de plus en plus longs.

A onze heures 1/2 rupture spontanée des membranes. A 6 h.
1/2, la dilatation du col était complète et, comme les bruits du
cœur du fœtus se ralentissaient, Mme Callé appliqua le forceps au détroit inférieur. L'enfant est venu mort. — Délivrance facile. Depuis
6 h. ce matin jusqu'à ce soir 7 heures, 25 *accès d'éclampsie*. — A
7 h. 1/2, troisième *saignée* de 500 gr. Dans l'intervalle des attaques,
coma profond. Voici sur la température les renseignements que
l'on a obtenus :

A 10 h. 20, après la 1ʳᵉ saignée de 500 gr. T. V. 37°,4.

A 10 h. 30, pendant une attaque : T. V. 37°,6.

A 11 h. 1/2, on nota , 37°,2 avant un accès et 37°,4 au milieu.

A 3 h. 30, durant un accès la température atteint 38°, 4 et, à 4
heures 1/2, 39°. Dans l'intervalle, la température revient à 38°,6.

A 5 h., au début d'un accès, T. V. 40° ; à la fin, T. V. 40°,2. —
Accouchement à 6 h 1/2. — A partir de 8 heures du soir, toujours
le 20 avril, pas d'accès.

21 *avril*. M... n'a pas eu d'accès depuis hier soir huit heures. Le
coma persiste. Selles involontaires. P. 120 ; T. V. 38°,1. Les pupilles sont dilatées. — *Soir*. La journée a été calme. On obtient quelques paroles de la malade. P. 100 ; T. V. 37°,2.

22 *avril*. P. 84 ; T. V. 37°,1. Après avoir été agitée et avoir
voulu se lever, la malade est redevenue calme. Elle répond un peu
aux questions qu'on lui pose. Elle dit souffrir de la tête. La proportion d'albumine contenue dans l'urine a notablement diminué. —
Après avoir eu une fièvre de lait qui a atteint son maximum (38°,9)
le 26 avril, cette femme sort guérie le 5 mai.

Chez cette femme, les attaques d'éclampsie, annoncées par des prodromes, n'ont pas été très-multipliées. Néanmoins, et malgré deux saignées, la température atteignait 40°,2 moins de 12 heures après le premier accès. Une heure plus tard on termine l'accouchement et bientôt les attaques cessent. Le lendemain matin, c'est-à-dire 26 heures environ après le début, 12 heures après la parturition, la température était descendue à 38°,1 ; enfin, le soir, elle était redevenue normale. Cette observation nous fournit encore la confirmation d'un phénomène que nous avons signalé, à savoir une élévation légère de la température pendant les accès.

OBSERVATION XXXVII.

ÉCLAMPSIE PUERPÉRALE.

Multipare. — Éclampsie. — Accouchement par le forceps. — Saignée. — Marche de la température. — Guérison. (Obs. rec. par P. BUDIN, interne des hôpitaux) (1).

Pouj..., 33 ans, *multipare*, est entrée à la Maternité le 11 avril 1872 (service de M. HERVIEUX). — Le 4 juin, rupture des membranes. Présentation du sommet en O. I. G. A. Une *attaque d'éclampsie* (2) ayant eu lieu à minuit, la sage-femme en chef termine l'accouchement par une application de forceps à minuit 1/4. Fille née morte ;

____

(1) Cette observation, dont nous ne prenons que la partie relative à l'éclampsie puerpérale, est extraite d'un travail de M. le Dr Hervieux, qui a paru dans la *Revue photographique des hôpitaux de Paris* (1872, p. 209).

(2) Chez aucune des malades que nous avons observées, nous n'avons noté le *cri initial*, qui signale assez souvent l'accès d'épilepsie.

délivrance spontanée à minuit et demi, suivie d'un *second accès éclamptique*. — L'urine, examinée les jours précédents, ne contenait pas d'albumine. — De minuit 3/4 à 5 h. 30 du matin, *neuf accès*.

De 5 h. 30 à 7 heures, quatre autres accès : en tout 13 accès. P. 142; T. V. 38°. — De 7 heures du matin à 7 heures du soir, *quatre* autres accès. T. V. 39°,2. A 8 heures, saignée de 500 gr.

6 *juin*. Le dernier accès a eu lieu à 3 heures du matin.

8 heures.	P. 104;	T. V. 39°
Midi.	— «	T. V. 38°,5.
6 h. du soir. . . .	P. 96;	T. V. 38°,2.
10 h	«	T. V. 38°.

La malade est en partie sortie du coma : elle ne parle pas, mais la sensibilité est normale.

7 *juin*. A 7 h. du matin, P. 72 ; T. V. 37°, 8. La connaissance est revenue. La malade parle et se plaint d'un grand mal de tête. — *Soir:* P. 76; T. V. 37°,1.

Là aussi, nous voyons la température s'élever avec rapidité sous l'influence des accès éclamptiques, puis baisser et revenir assez promptement au chiffre physiologique dès que l'éclampsie a disparu (fig. 28).

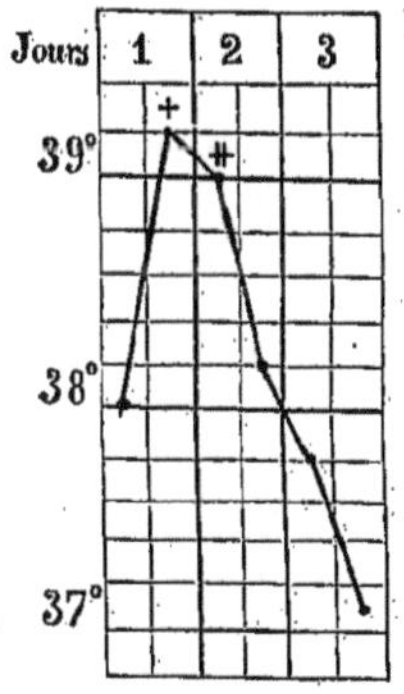

FIG. 28. + T. 19 heures après la 1re attaque. # T. 5 heures après la dernière attaque.

Les accès ont été beaucoup moins nombreux que dans les autres cas et, concurremment, la température a été moins haute, ce qui indique une relation entre le *nombre* des accès et le degré de la température. Le fait suivant est encore plus probant.

OBSERVATION XXXVIII

ÉCLAMPSIE PUERPÉRALE

Primipare. — Éclampsie. — Application du forceps. — Cinq attaques seulement. — Saignée. — Marche de la température. — Guérison. (Obs. rec. par P. BUDIN, interne des hôpitaux de Paris).

For... Amélie, née dans la Somme, âgée de 22 ans, célibataire, domestique, entre à la Maternité le 21 avril 1872. — Sa constitution est bonne et depuis l'âge de 12 ans et demi elle est régulièrement réglée. Elle est *primipare* et la dernière apparition de ses règles date du 1er septembre 1871. Elle a eu quelques accidents pendant sa grossesse : vomissements bilieux, pyrosis, épistaxis, leucorrhées abondantes, etc. Les premières douleurs apparaissent le 6 juin 1872 à 11 heures du soir et le lendemain matin elle transportée à la salle d'accouchement.

La rupture des membranes avait eu lieu spontanément. La tête se présentait en O. I. G. A ; l'accouchement suivait une marche normale lorsque à 3 h. du soir survint une *attaque d'éclampsie*. En présence de ce fait et d'une insuffisance des contractions, une application de *forceps* fut faite à l'orifice vulvaire ; l'accouchement était terminé le 7 juin à 3 h. 50, après environ 17 h. de travail.

Un second *accès d'éclampsie* eut lieu à 3 h. 55. — La *délivrance* fut naturelle et presque immédiate. — L'enfant était du sexe féminin, forte et pesant 3,000 gr.

A 4 h. 12 survenait une *troisième attaque*. Les urines contenaient une assez grande proportion d'albumine. Une *saignée* du bras, tentée à deux reprises par une élève sage-femme, resta infructueuse : il sortit à peine 30 gr. de sang.

On ordonna le passage de l'accouchée dans le service de médecine. En y arrivant à 5 h. 40 elle eut une *quatrième attaque*. A ce moment il y avait 96 pulsations et la température vaginale était de 37°,8.

A 7 h. 30, *cinquième attaque*. — La température vaginale prise à 8 h. 15 était de 37°,9. Le coma avait cessé, la malade souffrait d'un violent mal de tête. — A 11 h. T. V. 37°,8.

Aucune attaque n'étant survenue depuis 7 h. 1|2, la température cessant de s'accroître, ayant même une tendance à s'abaisser, la malade fut laissée en repos. Du reste, en présence du peu d'élévation de la température, aucune saignée nouvelle n'avait été tentée.

8 *juin*. 7 h. matin. P. 92; T. V. 37°,6. — La malade se plaint seulement d'éprouver des douleurs très-vives du côté de la tête. Ses urines examinées et dosées d'après le procédé Tanret (1) contiennent 4 g. 50 d'albumine. — *Soir*: P. 96; T. V. 38°,2. La malade accuse des douleurs aiguës dans l'épaule et le coude droits.

9 *juin*. Matin. P. 96; T. V. 38°,9. — Albumine 4 g. par litre.

Soir: P. 116; T. V. 39°,4. La peau est chaude, l'épaule et le coude du côté droit sont toujours douloureux, la malade ne peut les remuer.

10 *juin*. Matin. P. 116; T. V. 39°. — *Soir*: P. 116; T. V. 39°,5. — Douleurs abdominales vives apparues pendant la journée; l'utérus est dur, résistant, très-volumineux et très-sensible. Dix ventouses scarifiées sont appliquées.

11 *juin*. Il existe depuis la veille une certaine rémission, les douleurs abdominales ont beaucoup diminué d'intensité. *Matin*: P. 96; T. V. 37°,8. — Albumine 3 gr. par litre.

Soir. Vers 2 h. 30 un frisson violent est survenu qui a duré pendant plus d'un quart d'heure. Le ventre est de nouveau douloureux. P. 124; T. V. 38°,2. — Application nouvelle de 8 ventouses scarifiées. Julep avec sirop de morphine 20 gr.

12 *juin*. La nuit a été calme. F... a, au moment de la visite, un commencement de frisson. — P. 116; T. V. 39°,5. — *Soir*: P. 104; T. V. 38°,6. Les douleurs abdominales ont disparu ainsi que celles qui existaient du côté du membre supérieur.

(1) Voy. *Revue photog. des hôpitaux*, 1872, p. 214 et *De l'albumine* par Tanret, thèse de pharmacie, 1872.

13 *juin.* P. 88 ; T. V. 38°,2. — *Soir:* T. V. 39°,7. Contrariété vive pendant l'après-midi, pleurs, etc.

14 *juin.* P. 80 ; T. V. 37°,8. — Albumine 1 g. 50 par litre. — *Soir:* T. V. 38°,8.

15 *juin.* P. 88 ; T. V. 38°,2. — 16 *juin.* P. 96 ; T. V. 38°.

17 *juin.* P. 92 ; T. V. 37°,9. — L'amélioration continue. — La malade sort complétement rétablie le 25 juin 1872.

Comme nous le disions à propos de l'observation xxxvii, le nombre des accès agit sur la température : cette dernière malade n'a eu que cinq accès et la température n'a pas dépassé 37°,9.

Il ressort aussi de ces derniers faits un enseignement que nous devons mentionner. En effet, quand on voit la température rester dans certaines limites, ainsi que cela a eu lieu dans nos observations xxxvii et xxxviii, il est bien moins nécessaire de recourir à des traitements énergiques. On doit, pensons-nous, s'abstenir en particulier des saignées, car on achète toujours les services qu'elles rendent, aux dépens d'un affaiblissement de l'organisme et chacun sait que les femmes enceintes, surtout celles qui accouchent dans les hôpitaux, sont, en général, assez affaiblies déjà pour qu'on soit sobre d'émissions sanguines lorsqu'elles ne sont pas formellement indiquées (1).

Des neuf faits que nous avons rapportés dans ce chapitre nous tirerons les propositions suivantes :

1° *Dans* l'état de mal éclamptique, *la température s'élève depuis le début jusqu'à la fin ;*

(1) *Cas de convulsions puerpérales traitées sans saignées,* par J.-J. Phillips (*Mouvement médical,* 1872, nouv. série, p. 38).

2° *Dans les intervalles des accès la température se main-tient à un chiffre élevé et, au moment des convulsions, on enregistre une légère ascension de la colonne mercurielle;*

3° *Enfin, si l'état de mal éclamptique doit se terminer par la mort, la température continue d'augmenter et parvient à un chiffre très-élevé; — si, au contraire, les accès disparais-sent et si le coma diminue ou cesse d'une façon définitive, la température s'abaisse progressivement et revient au chiffre normal.*

CHAPITRE III

Des différences qui séparent l'urémie et l'éclampsie puerpérale au point de vue de la température centrale ; leurs conséquences sous le rapport du diagnostic.

« La forme convulsive de l'urémie se rencontre, avant tout, dans l'état puerpéral. Elle est aussi excessivement fréquente dans la scarlatine... Viendrait ensuite, par ordre de fréquence, l'affection aiguë de Bright. La même maladie, sous la forme chronique, n'arrive qu'en dernier lieu. » Cette citation, empruntée à M. Alf. Fournier (1), qui a résumé en quelque sorte la situation de la science sur ce sujet, nous montre que l'éclampsie puerpérale a été considérée jusqu'à ces derniers temps (2) comme l'une des formes de l'urémie, nous pourrions dire comme la forme convulsive par excellence.

Examinant plus loin quelles sont les conditions anatomiques qui paraissent favoriser le développement de l'urémie, M. Fournier place « en première ligne les formes dites *inflammatoires* ou *aiguës* de la maladie de

______

(1) *De l'urémie*, page 26. Paris, 1863.

(2) La même confusion se retrouve dans le *Traité de pathologie interne* de M. S. Jaccoud (t. II, p. 495-504). Paris, 1871.

Bright, c'est-à-dire : 1° Forme exsudative...; 2° Forme hémorrhagique... Or, ajoute-t-il, ces formes anatomiques, où les retrouvons-nous cliniquement? Dans l'affection de Bright aiguë idiopathique, dans l'affection de Bright scarlatineuse et *puerpérale...* »

Ce n'est pas tout encore. Un autre passage est plus péremptoire, en ce sens qu'il résume tous les phénomènes sur lesquels on s'appuie pour regarder l'éclampsie puerpérale comme l'une des formes de l'urémie. Le voici : « Coïncidence et nature des lésions rénales, caractères de l'urine, état du sang, symptômes cérébraux, troubles des sens et surtout de la vue, etc., voilà autant de preuves en faveur de l'opinion *qui rattache à l'urémie les accidents convulsifs de l'état puerpéral.* » (*Loc. cit.,* p. 72.)

Inutile d'insister davantage. Ces extraits suffisent pour montrer combien s'éloignent de cette opinion les conclusions auxquelles conduisent nos recherches. Toutefois, avant de les formuler, nous croyons intéressant de signaler l'appoint fourni au diagnostic par les résultats de la thermométrie.

« Reconnaître l'urémie est un problème tantôt facile, tantôt difficile, quelquefois même impossible », écrit M. Alf. Fournier (p. 88). Eh bien, nous pensons être parvenu à faire voir, non pas que le diagnostic est toujours aisé, mais qu'il est au moins singulièrement facilité par l'étude de la température. Nous n'avons pas, pour cela, la prétention de rejeter les autres signes qui concourent, en pareille circonstance, à poser un diagnostic. Non ; seulement nous voulons prouver que les hydropisies, l'examen des urines, sur lesquels on base d'habitude le diagnostic sont loin d'offrir le même degré de certitude que la température.

Pour rendre notre démonstration plus frappante, supposons le *cas idéal*, mais qui peut se rencontrer dans la clinique, d'une femme atteinte d'une maladie de Bright et qui devient enceinte. Elle a de l'œdème des jambes, ses urines sont plus ou moins albumineuses. Tout à coup, vers la fin de sa grossesse, elle est prise soit d'une attaque apoplectique, soit d'une attaque convulsive; puis elle tombe dans un état comateux.

La présence de l'albumine dans les urines, l'existence de l'œdème des membres inférieurs porteront à croire qu'il s'agit là d'accidents urémiques. Or, cette malade peut très-bien avoir une *hémorrhagie cérébrale*, ou une *éclampsie puerpérale*, telle que nous l'entendons.

Que nous apprend la *température?* Dans le cas où la malade serait affectée *d'urémie*, la température descendrait au-dessous du chiffre physiologique et baisserait de plus en plus. — Dans le cas d'une *hémorrhagie cérébrale*, au contraire, après être tombée momentanément au-dessous du taux normal, la température remonterait au-dessus et atteindrait, dans un temps variable, un degré hyperpyrétique. Et ceci n'est pas pure hypothèse. Que nos lecteurs veuillent bien se reporter, entre autres, à l'observation II (p. 27) et à la figure 2, et ils trouveront là un bel exemple d'hémorrhagie cérébrale chez un homme ayant une maladie de Bright.

Est-ce enfin une *éclampsie puerpérale* qu'on a sous les yeux? La température ne baissera pas d'une manière continue comme dans l'urémie proprement dite ; elle ne descendra pas non plus momentanément pour s'élever ensuite comme dans l'hémorrhagie cérébrale ; mais, dès le début, elle sera au-dessus de la température normale et elle continuera de monter jusqu'à la terminaison des accidents (1).

D'un autre côté, n'oublions pas que l'examen des urines est sujet à caution. « L'urine, il faut se le rappeler, a aussi ses anomalies dans la maladie de Bright. L'albumine, par exemple, peut faire défaut à des instants donnés... » (Alf. Fournier, *loc. cit.*, p. 90). A cet égard, la température ne nous trompe pas ; les garanties qu'elles nous présentent sont pour ainsi dire absolues.

Encore un mot à propos de l'éclampsie puerpérale. Il nous semble difficile de prétendre, pour expliquer la différence de la marche de la température dans l'urémie d'une part, et dans l'éclampsie puerpérale d'autre part, que nous avons eu affaire dans nos cas à ces éclampsies — douteuses — qui surviendraient, selon quelques auteurs auxquels fait allusion M. A. Fournier, en dehors de toute lésion rénale ; car, chez toutes nos malades, les urines étaient albumineuses, et chez toutes celles qui ont succombé, nous avons trouvé une altération des reins. Nous sommes donc persuadé que nos cas d'é-

______

(1) M. Jaccoud, qui considère l'éclampsie puerpérale comme une des variétés de l'urémie, signale parmi les caractères distinctifs de l'urémie et des maladies inflammatoires de l'encéphale, *l'absence de fièvre*. Or, nos recherches démontrent que dans l'éclampsie puerpérale, l'augmentation de la température, ce signe pour ainsi dire capital de la fièvre, est la règle (*Loc. cit.* p. 503).

clampsie puerpérale auraient été rangés, d'après la clas-
sification régnante, telle que l'a exposée M. Fournier,
telle qu'elle est décrite dans le livre plus récent de
M. Jaccoud, dans la forme convulsive (ou éclamptique)
de l'urémie (1). Et cependant c'eut été bien à tort,
puisque la température, qui est liée si intimement aux
phénomènes de nutrition et de dénutrition, affecte une
marche absolument inverse dans les deux affections.

Quelle cause convient-il d'invoquer pour expliquer
cette différence? Parvenu au terme de sa tâche, M. Alf.
Fournier s'exprime ainsi : « On ne saurait plus soutenir
que l'urémie provient de la rétention d'un principe
unique. Il y a plus évidemment qu'un seul produit ani-
mal dans le sang de l'urémie; non-seulement l'urée
y existe en excès, mais, de plus, d'autres éléments, dont
on n'avait tenu que peu de compte, y sont également
accumulés. Des substances, encore mal connues, et
désignées sous le nom vague de matières extractives,
restent dans les voies circulatoires quand la fonction
urinaire ne s'exerce plus, et peut-être ont-elles quelque
part à la production des phénomènes. » (*Loc. cit.*, p. 140).
Nous sommes assez disposé, pour notre part, à croire
que c'est en effet dans une étude plus attentive, plus
minutieuse des modifications de la sécrétion urinaire,
de ses produits et de leur présence dans le sang, que

(1) Nous reconnaissons la réalité de la *forme convulsive* de l'urémie;
nous en avons des exemples (obs. XX, XXVI). Mais alors, la température
suit la même marche que dans les autres formes (apoplectique, comateuse, etc.), c'est-à-dire qu'il y a un abaissement considérable : c'est donc
un motif de plus pour séparer l'éclampsie *puerpérale* de l'urémie.

l'on découvrira l'explication de cette différence thermique entre les deux maladies. Pour l'instant, nous devons donc nous contenter de mettre en regard les uns des autres les tracés thermométriques obtenus dans l'*urémie* et dans l'*éclampsie puerpérale* (**1**).

I. *Au début, on note un* ABAISSEMENT *de la température dans l'*URÉMIE *et une* ÉLÉVATION *de la température dans l'*ÉCLAMPSIE PUERPÉRALE ;

II. *Dans le cours de l'*URÉMIE, *la température* BAISSE *progressivement, tandis que dans le cours de l'*ÉTAT DE MAL ÉCLAMPTIQUE, *elle* S'ÉLÈVE *de plus en plus à partir de l'éclosion des accès, et cela avec une grande rapidité ;*

III. *Ces différences s'accentuent encore aux approches et au moment même de la* MORT : *dans l'*URÉMIE, *la température descend* TRÈS-BAS, *bien. au-dessous du chiffre normal* (28°,1); *dans l'*ÉCLAMPSIE PUERPÉRALE, *elle arrive, au contraire, à un chiffre très-élevé* (43°).

(1) Dans un travail récent intitulé : *Etude sur l'Encéphalopathie urémique et le tétanos des nouveau-nés*, M. J. Parrot cite plusieurs exemples d'abaissement de la température. Chez un enfant de 9 jours, la température rectale était à 32°,1 (obs. III); chez un autre âgé de 4 jours, la température était à 37°,2 le premier jour et à 35°,6 le second (obs. IV); chez un troisième, âgé de 13 jours, la température descendit de 37°,2 à 34°,5 (obs. VI); chez un quatrième enfant, âgé de 7 jours, la température était à 32°,4 ; elle descendit à 29°,6 sept jours plus tard (obs. IX); chez une fille âgée d'un jour, la température était à 33°,4 (obs. X); enfin, chez un dernier enfant, âgé de 16 jours, la température était à 34°,2 (obs. XI). Dans la plupart de ces cas on observe pendant la vie des convulsions, surtout *tétaniformes*, et à l'autopsie on trouve toujours des lésions rénales. Ces résultats confirment pleinement nos conclusions. (*Archives gén. de médecine*, 1872).

TROISIÈME PARTIE

ÉPILEPSIE ET HYSTÉRIE-ÉPILEPTIFORME

ATTAQUES ÉPILEPTIFORMES ET APOPLECTIFORMES

Nous étudierons dans cette partie ;

1° La température des *accès épileptiques, hystéro-épilep-tiques* et *hystériques ;*

2° La température dans l'*état de mal épileptique ;*

3° La température dans l'*état de mal hystéro-épileptique ;*

4° La température dans les *attaques épileptiformes iso-lées* et dans les *attaques apoplectiformes* symptomatiques de lésions cérébrales variées (paralysie générale, sclé-rose en plaques, foyers anciens de ramollissement et d'hémorrhagie du cerveau).

CHAPITRE PREMIER

De la température dans les accès isolés d'épilepsie, d'hystéro-épilepsie et d'hystérie.

Nos études antérieures nous ont montré : 1° un abaissement initial de la température suivi d'une élévation considérable dans l'*hémorrhagie cérébrale;* — 2° un abaissement persistant et de plus en plus marqué de la température dans l'*urémie;* — 3° enfin une élévation continue de la température dans l'*éclampsie puerpérale,* depuis son début jusqu'à sa terminaison. Dans les affections que nous allons maintenant décrire, nous observerons constamment une élévation de la température.

I. Considérations historiques.

D'après M. Alvarenga (1), Campton aurait noté chez un épileptique, au moment de l'agonie, une température de 40°,6 (2). MM. Williams (3), F.-W. Gibson et T.-S. Clouston ont rapporté, mais souvent d'une façon incidente, quelques indications sur la température durant

---

(1) *Précis de thermométrie générale,* 1871, p. 117.
(2) *Temperature in acute Diseases.* London, 1866.
(3) *Medical Times.* 1867, n° 896.

l'accès épileptique. **M. F.-W.** Gibson cite le cas d'un épileptique dont la température était à 36°,11 dans les intervalles de repos et chez lequel il enregistra 38°,33 pendant un accès (1).

M. T.-S. Clouston s'occupe, surtout dans son travail, de la température en dehors des accès (2). Toutefois, ses conclusions renferment un passage qui nous intéresse : « Un accès épileptique, dit-il, déprime tout d'abord la température, puis il tend à l'élever un peu, mais il y a une différence (qu'il ne signale pas), selon que le malade dort ou veille. »

En 1868, pendant notre internat à la Salpêtrière, nous avons, sur les conseils de M. Charcot, pris la température de quelques malades atteintes d'accès épileptiques ou épileptiformes. Des cas observés alors, un seul doit être placé ici :

Schmi... Catherine, âgée de 44 ans, a offert une série d'accidents susceptibles d'être ainsi résumés : corps fibreux de l'utérus, pertes abondantes (1862); attaque apoplectique, hémiplégie gauche (mai 1867); attaques épileptiformes à partir du mois de septembre (1867); contracture des membres paralysés (1868). A la fin d'un

(1) *Clinical cases illustrative of the value of the Thermometer as a Means of Diagnosis in Diseases of the Nervous System* (*The journ. of mental science*, Vol. XIII, p. 497.

(2) *Observations on the Temperature of the Body in the Insane* (*ibid,* vol. XIV, p. 34). Les recherches de cet auteur ne sont pas exemptes de critiques. En effet, il plaçait le thermomètre dans l'aisselle et le retirait au bout de 7 à 8 minutes et la plupart du temps après 4 minutes. Or, ce temps est reconnu insuffisant, étant donné le lieu de l'exploration.

accès, le thermomètre ayant été placé dès le début, nous avons trouvé 38°.

L'année suivante nous avons eu l'occasion de recueillir, à l'hôpital Saint-Louis, deux autres indications thermométriques.

Chez un premier malade la température normale était à 37°, 6. Durant une attaque, elle monta à 38°,6.

Chez le second la température qui était de 37°,3, dans les moments de repos, s'éleva, sous l'influence d'un accès à 38°,2.

Nous avons rapproché ces cas d'un autre relatif à une malade du service de M. Charcot qui avait succombé à un état de mal épileptique (obs. XXIX), et nous en avons fait l'objet d'une note publiée en 1869 (1), puis reproduite dans notre thèse inaugurale (2).

Un an plus tard, M. Aug. Voisin confirmait les conclusions que nous avions tirées de notre première série de faits : « Lorsqu'une attaque d'épilepsie, dit-il, est intense, il est rare de ne pas constater un peu d'augmentation de la chaleur centrale, du nombre des pulsations et des mouvements respiratoires. Ainsi la température axillaire monte facilement à 38°, le pouls à 84-88 et le nombre des respirations à 24-28. Ces caractères d'une fièvre transitoire se retrouvent constamment et avec une plus grande intensité dans les cas de séries d'attaques. La température axillaire monte alors quelquefois jusqu'à

(1) *Revue photographique des hôpitaux de Paris*, 1869, p. 165.
(2) *Études de thermométrie clinique dans l'hémorrhagie cérébrale et dans quelques autres maladies de l'encéphale.* Paris, 1870.

41° (1), le pouls à 150 et la peau est couverte d'une sueur profuse (2). »

Wunderlich, dans son livre si complet à d'autres égards, se borne à rappeler le travail de Westphal sur les attaques épileptiformes des paralytiques généraux.

Toutefois, à propos de l'hystérie, il dit qu'on peut observer, « à côté des autres phénomènes des élévations de la température qui peuvent atteindre des hauteurs excessives et sans motif apparent (3). »

Tel était l'état de la question lorsque grâce à l'obligeance de notre cher maître M. Charcot, nous avons pu mieux étudier la température non-seulement durant et après les accès isolés, mais surtout dans l'état de mal épileptique (4). Pour mettre plus de clarté dans notre exposition, nous établirons trois groupes.

II. Température dans les accès d'épilepsie.

1°. Vandenv..., dite l'Enfant, a eu huit accès dans les 12 dernières heures. Après le dernier : P. 88 ; T. R. 38°,1. Tous les accès ont été séparés par des intervalles d'au moins une heure. — Le 24 avril, 20 heures après le dernier accès : P. 84 ; T. R. 37°,6. — Le 25 avril, la

(1) Dans l'observation d'état de mal épileptique que nous avons publiée en 1869, la température aussitôt après la mort était à 42°,2 (voy. obs. xxix).

(2) *Dictionnaire de médecine et de chirurgie prat.*, t. XIII, p. 588.

(3) *De la température dans les maladies.* Trad. franç., p. 432.

(4) Les faits qui précèdent et ceux qui suivent, ont servi de base à la leçon de M. Charcot sur l'*hystéro-épilepsie. (Revue photographique des hôpitaux de Paris*, sept. 1872.)

malade n'ayant pas eu d'accès : P. 100; T. R. 37°,3. — Le 6 mars, à la suite d'un étourdissement : P. 64; T. R. 37°,6.

2° Bl..., Gratienne P. Le 25 avril, après un accès : T. R. 38°. — Le 26, cinq heures après un accès : P. 84; T. V. 37°,7.

3° Schw..., Jeanne, 4 heures après le dernier accès d'une petite série (quatre accès), nous notons : P. 68; R. 18; T. V. 37°,8. — A l'état normal : T. V. 37°,4.

4° Bucq..., Alphonsine, 24 ans. Après un accès d'une intensité très-modérée : P. 100; T. V. 38°. Le 12 et le 23 février, le 26 mars, en dehors de tout accès, T. V. oscille entre 37° et 37°,3.

Nous aurions désiré vivement avoir un plus grand nombre de faits ; mais il n'est pas toujours possible d'être présent quand les accès éclatent et, d'un autre côté, on ne peut pas confier ces sortes de recherches à des personnes étrangères. Quoiqu'il en soit, ces quatre nouveaux exemples s'ajoutent à nos anciens pour démontrer que l'*accès d'épilepsie augmente la température.*

III. Température dans les accès hystéro-épileptiques isolés.

Un mot d'explication d'abord sur ce qu'on doit entendre par *hystéro-épilepsie.* On sait que l'hystérie et l'épilepsie peuvent se rencontrer chez une même malade où, selon la plupart des auteurs, elles se combineraient de deux manières principales :

1° Dans un premier groupe, les attaques hystériques

et les accès épileptiques restent distincts, en d'autres termes, les malades ont, à des moments différents, une attaque d'hystérie ou un accès d'épilepsie ;

2° Le second groupe se compose de cas dans lesquels l'hystérie et l'épilepsie seraient *coévales*. Un examen attentif de ces cas, dans lesquels rentrent ceux que nous allons citer, montre que, en réalité, il s'agit là d'une forme particulière de l'hystérie parvenue en quelque sorte à son plus haut degré d'intensité : ce point a été parfaitement mis en lumière par M. Charcot dans sa leçon sur l'*hystéro-épilepsie* (1).

Voyons donc comment se comporte la température chez les malades de ce second groupe atteintes non pas d'*hystéro-épilepsie* mais d'*hystérie-épileptiforme.*

1° Leroux, Rosalie, a, le 15 mars 1872, une attaque d'hystérie épileptiforme à la fin de laquelle nous avons 37°,4. Bientôt survient un second accès ; quinze minutes plus tard, T. R. 37°,6.

Le 16 mars, la malade n'ayant pas eu d'accidents depuis plusieurs heures, nous notons : T. R. 37°,2.

Le 18 mars, après une crise hystérique légère, nous obtenons : T. R. 37°,1.

2° Legr..., Geneviève. Durant une attaque très-forte, avec période tonique prolongée, nous trouvons le pouls à 88, 92, 96 et la température vaginale à 38°,1. — Il ne nous a pas été possible de prendre la température pendant l'état normal.

3° Cotte, Joséphine (voy. obs. xxxv), est prise d'une

____

(1) Voy. *Revue photographique des hôpitaux de Paris*, sept. 1872.

attaque violente d'hystérie épileptiforme qui persiste pendant deux heures. Au début (11 h., 15) : T. V. 37°,9 ; un quart d'heure plus tard : T. V. 38°,2. Trois quarts d'heure après la terminaison : T. V. 37°,5.

Le 30 octobre 1871, nouvelle attaque.

10 minutes après le début.			T. V.	38°
25	—	—	—	38°,3
35	—	—	—	38°,5
45	—	l'attaque est à sa fin.	—	38°,4
1 h. 10	—	l'attaque étant finie.	—	37°,9
1 h. 20	—	—	—	37°,9
1 h. 40	—	—	—	37°,7

Durant les attaques qui ont été l'objet de ces explorations, la période tonique a été assez longue et parfaitement caractérisée. Le fait capital qui en ressort c'est que, de même que les accès isolés d'épilepsie, elles donnent lieu à une *augmentation de température.*

IV. Température dans les attaques hystériques isolées.

Dans tous les cas que nous avons observés, la température était normale. Chez Leroux, ainsi que nous l'avons dit, il y a un instant, la température rectale était à 37°,1 après une crise hystérique. Voici encore deux autres exemples semblables.

Marcill..., Célina, 21 ans. Attaque hystérique franche : T. V. 37°,3. Une nouvelle crise survenue, alors que le thermomètre n'était pas retiré, n'a pas modifié la température.

Kœb..., Eugénie, 22 ans. Le 26 janvier 1872, en dehors de toute attaque : T. V. 37°,2. Le 28 janvier cette jeune fille a successivement deux attaques d'hystérie. A la fin de la dernière : T. V. 37°,2.

En résumé, ces faits nouveaux, comme les anciens, nous font voir que la *température s'élève* sous l'influence des *accès d'épilepsie* et des *attaques d'hystérie épileptiforme;* tandis qu'elle ne paraît pas subir de modification dans les *attaques d'hystérie pure.*

Avant d'abandonner ce sujet nous ferons encore deux remarques, à notre avis, importantes :

A). Chez plusieurs malades, nous avons constaté que la température, après s'être élevée déjà pendant l'accès, montait encore d'un ou deux dixièmes, alors que la malade était revenue à elle, par exemple au bout de 20 à 30 minutes. Ce point, pour être bien établi, exige de nouvelles investigations (1).

B). Tout le monde sait que certains individus simulent l'épilepsie soit pour attirer la commisération publique, soit surtout pour se soustraire au service militaire. Les simulateurs, afin de fixer davantage l'attention, cherchent à imiter les accès d'épilepsie les plus violents, les plus complets.

Eh bien! nous pensons que l'exploration de la température serait un excellent moyen de s'assurer de la réalité de l'épilepsie. Si le malade est véritablement épileptique, la température s'élèvera au-dessus du chiffre normal,

(1) Jamais nous n'avons remarqué une dépression comme M. Clouston l'a avancé (*Loc. cit.*).

que l'on pourra noter lorsque le malade sera remis depuis plusieurs heures ; — si, au contraire, il y a *simulation*, la température restera au chiffre physiologique.

Peut-être y a-t-il dans ces résultats une source d'indications précieuses pour les médecins légistes et les médecins militaires.

CHAPITRE II.

De la température dans l'état de mal épileptique.

Que doit-on entendre par *état de mal épileptique*? Il ne s'agit pas de la condition dans laquelle se trouvent les malades qui ont 3, 4, 5 accès ou même davantage dans les 24 heures, mais qui, dans l'intervalle des accès, reviennent à leur situation habituelle. S'il est vrai que, chez ces individus, il reste toujours un degré plus ou moins profond d'obtusion mentale, en revanche le pouls, la respiration et la température reviennent vite à leur chiffre normal.

Pour nous, et nous ne faisons en cela que traduire l'opinion régnante à la Salpêtrière dans le service spécial, *l'état de mal épileptique* est caractérisé : 1º par la répétition en quelque sorte incessante des accès qui souvent deviennent subintrants; 2º par un collapsus, variable en degré, pouvant arriver jusqu'au coma le plus absolu, sans retour de la lucidité; 3º par la fréquence du pouls et de la respiration; 4º et surtout par une *élévation considérable de la température,* élévation qui persiste dans les intervalles, rares d'ailleurs, des accès convulsifs.

Les auteurs spéciaux sont en général assez sobres de renseignements sur *l'état de mal épileptique*. Le plus communément, ils se contentent de mentionner le nombre des accès sans indiquer les symptômes qui persistent dans l'intervalle. Les citations suivantes, empruntées au *Traité* de M. Delasiauve, le plus récent sur la matière, le démontrent clairement.

« Doubles, triples ou quadruples chez certains épileptiques, les attaques prennent chez d'autres des proportions effrayantes. M. Beau estime qu'elles peuvent aller jusqu'à 15 ou 20 ; M. Leuret mentionne un malade qui en subit 80 en 12 heures ; et de notre côté nous pourrions citer quelques exemples semblables, notamment celui d'un jeune garçon de 15 ans chez lequel on a compté 2,500 accès en un mois. » M. Delasiauve distingue de petites et de grandes séries. « A la Salpêtrière, dit-il, où les grandes séries sont fréquentes, on les désigne vulgairement sous le nom d'*état de mal* qui exprime assez fidèlement, en effet, la tendance persévérante sous laquelle fléchit le cerveau.

« La gravité des accès, il est vrai, n'est point, en générale, corrélative à leur fréquence. Le péril nait moins de leur intensité que d'un excessif rapprochement qui ne permet point aux fonctions troublées de retrouver leur équilibre. On en a vu pourtant qui, malgré cette succession rapide, étaient marquées d'une énergie presque indomptable. » (Delasiauve, *Traité de l'épilepsie*, p. 85.)

Plus loin, notre ancien maître donne une statistique intéressante :

Attaques simples habituelles, ...	44
— — fréquentes.	31
— par séries petites et moyennes habituelles.	40
— très-composées ou *état de mal*	16

Enfin, dans son chapitre sur les terminaisons de l'épilepsie, M. Delasiauve rapporte, sous le titre « morts pendant l'accès, » six cas où l'issue fatale est due à un état de mal ou à des attaques multipliées. Deux de ces faits lui sont personnels (*Ibid*, p. 169).

Nous avons rappelé plus haut, dans nos considérations historiques, l'opinion de M. Aug. Voisin sur ce sujet : nous n'y reviendrons pas, et, sans plus de préambule, nous arrivons aux observations que nous avons recueillies.

OBSERVATION XXIX

TEMPÉRATURE DANS L'ÉTAT DE MAL ÉPILEPTIQUE.

Atrophie cérébrale. — Hémiplégie à droite. — Attaques épileptiques. — État de mal. — Température durant les accès et dans les intervalles. — Mort. — Autopsie. — Lésions anciennes de l'hémisphère gauche. — Atrophie des circonvolutions. — Dégénérations secondaires du pédoncule cérébral, etc. (Observation personnelle).

Fayadat Rosalie Fl., 32 ans, admise à la Salpêtrière, le 3 avril 1858, est entrée le 12 décembre 1868, au n° 4 de la salle Saint-Luc (service de M. CHARCOT). Cette malade, hémiplégique du côté droit, est sujette à des attaques épileptiques, assez rares d'ailleurs pour que l'on puisse la garder dans les dortoirs consacrés aux infirmes et aux vieillards. Sa taille est exiguë (1 mètre 40), sa tête petite, le front bas, les lèvres saillantes; le système pileux est peu développé, le crâne est déjà en partie dénudé. L'intelligence est faible. La parole est libre et ce n'est que quand la malade est émue, que l'on observe une légère hésitation. Point de paralysie faciale.

Les membres du côté droit sont moins volumineux que ceux du côté gauche. Voici quelques mesures qui donnent une idée exacte de cette différence :

Circonférence	du bras droit	28 cent.	Du gauche	29 cent.	5.
—	de l'avant-bras	21,5	—	22	—
—	du poignet	12,5	—	13,	5.
—	du métacarpe	13	—	17	—
—	de la cuisse	32,5	—	34,	5.
—	du mollet	24	—	27,	5.

Le membre inférieur droit est plus court de 2 centimètres que le gauche. La malade en marchant traîne la jambe droite. Elle se sert de ses deux bras, mais préférablement du gauche. — Depuis qu'elle est à l'hospice, elle n'est venue qu'une seule fois à l'infirmerie, pour accoucher (22 ans). La grossesse, la parturition ne paraissent avoir présenté rien de particulier. Le sein droit a toujours été moins gros que l'autre.

Le 12 *décembre*, Fay... ayant eu plusieurs accès dans la matinée, est envoyée à l'infirmerie. A peine y était-elle arrivée, qu'elle eut une attaque complète pendant laquelle la température rectale s'est élevée à 38°,3. La crise épileptique a offert les caractères suivants : La malade étant assise sur son lit, on a noté en premier lieu des convulsions des muscles de la moitié droite de la face, une inclinaison de la tête vers l'épaule droite, due à la torsion du cou, une déviation de la face et des yeux dans le même sens, une traction de la commissure labiale droite. Les paupières, à droite, d'abord closes, se sont bientôt écartées. Ces phénomènes, qui ont duré environ 20 secondes, ne s'accompagnaient pas de perte de connaissance, car Fay... cherchait à ramener sur elle les couvertures qui avaient été rejetées vers le pied du lit. A ce moment, elle se renverse en arrière, la torsion du cou, la déviation de la face augmentent, le bras droit s'élève, l'avant-bras se fléchit sur le bras, tout le membre supérieur droit devient roide ; presque en même temps le bras gauche se roidit et on voit apparaître des secousses cloniques, rapides et assez fortes à droite, rares et moins marquées à gauche. Les membres inférieurs, après une courte période de tonicité sont pris à leur tour de convulsions cloniques, égales des deux côtés et d'ailleurs légères.

Au bout d'un temps assez court, une à deux minutes depuis le début de l'attaque, la pâleur de la face est remplacée par de la rougeur; la respiration est stertoreuse, fréquente (36-40); les lèvres laissent couler une écume non sanguinolente. Peu après, Fay... s'assied, regarde les assistants d'un air hébété et répond d'une manière inconsciente aux questions qu'on lui pose.

Quelques minutes à peine se sont-elles écoulées, qu'il survient une quatrième attaque pendant laquelle la température, un instant stationnaire, s'est élevée à 38°,2. Durant cette attaque, les pupilles étaient dilatées au même degré; les convulsions toniques des membres inférieurs ont été très-marquées et la jambe gauche, non paralysée, s'est fléchie énergiquement sur la cuisse.

13 *décembre*. Les attaques ont continué pendant la nuit, à peu près sans intervalles; malheureusement, elles n'ont pas été comptées.

Traitement : Bromure de potassium   6 grammes.

           Iodure de potassium   1   —

           Eau   150   —

           Sirop   50   —

À prendre par cuillerées dans les vingt-quatre heures.

Soir. P. 100; R. 40 ; T. R. 40°, pendant un accès. Durant quelques secondes le thermomètre est resté à 39°,4, puis a monté à 40° sitôt que les convulsions ont cessé. Dans un accès qui suit presque immédiatement, outre les phénomènes déjà indiqués, on observe quelques convulsions du muscle orbiculaire gauche, survenant après l'apparition des convulsions de la moitié droite de la face; enfin on remarque que la roideur du bras gauche se montre seulement quelques secondes après son apparition à droite. Pas de selles involontaires, rarement de l'écume à la bouche; pas de coma véritable. — À huit heures du soir, entre deux accès, T. R. 39°,6.

14 *décembre*. Les accès continuent pour ainsi dire sans relâche. Ils présentent les mêmes particularités; les convulsions, semblables à de petites secousses tétaniques, prédominent à droite (T. R. 40°,3).

Au bout d'une minute au plus, la tête revient à sa position naturelle, c'est-à-dire qu'elle est un peu infléchie vers l'épaule gauche. Après la crise, P. 84 ; T. R. 40°. On venait de retirer le thermomètre lorsqu'est survenue une nouvelle attaque (T. R. 40°,3). Bromure de potassium 8 gr., etc. Les règles commencent à couler.

Soir. P. 88 ; R. 34. De trois à quatre heures, six accès. La température prise durant une crise est restée à 40° pendant quelque temps, puis est montée à 40°,9 sitôt la cessation des convulsions. — Légère injection de la face ; pupilles égales, dilatées, non contractiles ; narines pulvérulentes ; mucosités desséchées sur les gencives ; langue sèche, soif vive ; déglutition facile ; ni vomissements, ni selles. Les règles ne coulent pas. Battements du cœur régulier. *Rougeur diffuse* sur la *fesse droite.*

15 *décembre.* Depuis hier soir 7 heures jusqu'à ce matin 7 heures, Fay... a eu 133 accès. On est témoin d'un accès dans lequel, contrairement à ce qu'on a vu jusqu'ici, la face est tournée vers la gauche. La dilatation des pupilles s'exagère peu dans les attaques. Le thermomètre était placé depuis quelques secondes, quand éclata une crise ; la colonne mercurielle est montée rapidement à 39°,5 ; les convulsions ayant cessé, la colonne s'éleva lentement à 40°,7. Une nouvelle crise étant survenue alors, le thermomètre n'a pas bougé. — Bromure de potassium, 10 gr., etc.

Soir. Dans l'intervalle, du reste très-court, des accès, la malade comprend ce qu'on lui demande et répond par signes : elle indique qu'elle a mal à la tête en portant la main gauche au front. T. R. 40°,9. Depuis ce matin 7 heures jusqu'à ce soir 7 heures, 139 accès. Écoulement menstruel nul. Constipation opiniâtre : huile de croton, une goutte ; huile de ricin, 20 grammes.

16 *décembre.* Depuis hier soir jusqu'à ce matin, 7 heures, 100 accès. En dehors des accès, pas de contracture. Les doigts, à droite, ont une tendance à se recoqueviller sur la paume de la main. D'une façon générale la sensibilité paraît normale à droite. Par le chatouillement de la plante des pieds, mouvements réflexes rapides et assez marqués à gauche, lents et moins prononcés à droite. Lorsqu'on touche les cils il y a des mouvements de clignotement des deux cô-

tés. Pupilles très-dilatées ; paupières entr'ouvertes. Face très-altérée, déviée à gauche ; dents serrées.

Le corps est couvert d'une sueur visqueuse. Les membres supérieurs sont flasques. Teinte violacée de la main et du bras droit tranchant avec la pâleur de la main gauche. Même différence entre les deux pieds ; mais pour le reste des membres la teinte violacée est aussi prononcée des deux côtés. — La *tache érythémateuse* de la *fesse droite* est plus foncée ; au centre, plaque bleuâtre de 4 centimètres de diamètre. *Érythème* de la *fesse gauche*. En dehors de ses attaques, la malade repose sur le côté *gauche*.

Dans une crise on observe à droite, comme précédemment, une occlusion rhythmique des paupières, des convulsions des muscles de la joue, des tractions spasmodiques de la commissure labiale, tandis que le côté gauche demeure maintenant à peu près immobile.

P. 128, régulier ; R. sublime, à 48 ; T. R. 41°,7 en dehors de l'accès.

Soir. Depuis ce matin jusqu'à 5 heures et 1/2, 84 accès. Suspension d'une heure ou deux. Peau moite, brûlante ; face inondée de sueur. Râle laryngo-trachéal. P. 128 ; R. 52 ; T. R. 41°,7. — *Morte* sans avoir eu de nouvelles crises, à onze heures du soir. T. R. 42°,1.

Rigidité cadavérique. Nous avons suivi dans ce cas, sur les conseils de M. Charcot, la marche de la rigidité cadavérique. Elle a offert les particularités suivantes :

17 décembre. 2 heures du soir : cou un peu roide ; rigidité moyenne à l'épaule *droite*, très-forte au coude, roideur du poignet ; rigidité des doigts qui sont énergiquement fléchis. A *gauche*, rigidité très-prononcée de l'épaule, du coude, des doigts, médiocre du poignet. Rigidité médiocre des trois jointures du membre inférieur droit ; assez forte à gauche.

4 heures. Roideur simple à l'épaule droite, flaccidité du poignet ; à gauche rigidité moindre à l'épaule ; les autres jointures, des deux côtés *ut supra*. Cou flasque. Simple roideur de la hanche et du genou droits ; rigidité du pied. A gauche la hanche et le genou sont plus roides qu'à droite. Le pied est très-rigide.

18 *décembre*, 10 heures. Cou flasque ; légère roideur de l'épaule et du coude droits, poignet flasque ; doigts médiocrement rigides. A gauche, roideur de l'épaule ; coude, poignet et doigts rigides. Le membre inférieur gauche est un peu plus roide que le droit.

AUTOPSIE *le 18 décembre.* — *Péricrâne, os*, rien de particulier. L'ablation de la calotte crânienne fait écouler une assez grande quantité de sérosité. La pie-mère est légèrement injectée. Les artères sylviennes ainsi que les autres artères de la base, sont souples, nullement athéromateuses. Les hémisphères cérébraux, étant en place, *paraissent* à peu près aussi volumineux. — L'hémisphère *droit*, dépouillé sans peine de ses enveloppes, pèse 480 grammes. Les circonvolutions, les deux substances, le ventricule latéral n'offrent aucune altération.

Hémisphère cérébral gauche. La pie-mère se détache facilement, si ce n'est au niveau de la face convexe des lobes sphénoïdal et occipital où cette enveloppe, infiltrée de sérosité, adhère par points isolés à la substance grise. Lorsque la pie-mère est enlevée en totalité, on observe une atrophie considérable des circonvolutions des lobes occipital et sphénoïdal, atrophie qui se traduit par une différence (en moins) de cent grammes comparativement au poids de l'hémisphère droit. Dans les parties correspondantes, la couche comprise entre la périphérie et le ventricule latéral ne mesure pas même un centimètre d'épaisseur.

Les circonvolutions de la face convexe, depuis l'extrémité antérieure de l'hémisphère jusqu'à la grande circonvolution pariétale postérieure sont normales et ont les mêmes dimensions que les circonvolutions similaires du côté opposé. La circonvolution d'enceinte de la scissure de Sylvius est intacte. La moitié postérieure des circonvolutions qui suivent la grande circonvolution pariétale postérieure c'est-à-dire la petite circonvolution pariétale postérieure et la circonvolution dite occipitale, va en s'atrophiant progressivement d'avant en arrière.

A partir de là jusqu'à l'extrémité postérieure de l'hémisphère et du bord inférieur au bord supérieur, toutes les circonvolutions sont remarquablement atrophiées. Étudiées au point de vue de leur aspect, elles peuvent être divisées en deux variétés : 1° les unes sont ratatinées, indurées, pour ainsi dire réduites à rien ; 2° les autres, moins grêles, présentent une particularité curieuse : quand on incise avec précaution leur couche superficielle, on voit sortir de la sérosité contenue dans une cavité kystique comprise entre ces circonvolutions atrophiées et la paroi épaissie du ventricule latéral. Ces lésions ne rappellent en rien l'aspect des plaques jaunes, résultant des hémorrhagies anciennes.

Si maintenant on examine la face interne de l'hémisphère gauche, on y découvre plusieurs lésions importantes. Le ventricule latéral est un peu dilaté. La *queue du corps strié*, la *couche optique*, dans une largeur de 3 millimètres environ, profondément altérées, sont remplacées par une cicatrice froncée, grisâtre, se continuant avec une autre cicatrice semblable qui occupe la corne occipitale du ventricule et presque toute la corne sphénoïdale. Quelques vaisseaux irréguliers, plus volumineux que de coutume, sillonnent ces cicatrices.

Au *microscope*, M. Charcot a trouvé dans les parties du foyer intéressant la substance grise des circonvolutions, des myélocites très-gros, nombreux, mêlés à des fibrilles de tissu conjonctif, des cellules nerveuses et des tubes nerveux ; il n'y a pas de corps granuleux. Les parties profondes sont constituées par un véritable tissu conjonctif (1).

Outre les lésions précédentes, on note encore les suivantes (fig. 29) : L'atrophie du *nerf* et de la *bandelette optiques gauches* (*a, c*), du *tubercule mamillaire* gauche (*b*) qui est notablement plus petit que le droit ; du *pédoncule cérébral gauche* qui est grisâtre, plus plat, moins large que le droit (*d*) ; — de la moitié gauche (*e*) de la *protubérance* qui, comparée à l'autre, est affaisée et déprimée. — Enfin *l'olive* (*f*), la *pyramide antérieure gauches* (*g*) sont moins saillantes et moins larges que les parties analogues droites ; elles ont, du reste, leur couleur naturelle.

(1) La pièce a été présentée à la *Société anatomique*.

Moelle. La *pie-mère*, d'une façon générale, est assez injectée; toutefois cette injection ne semble guère dépasser celle que l'on

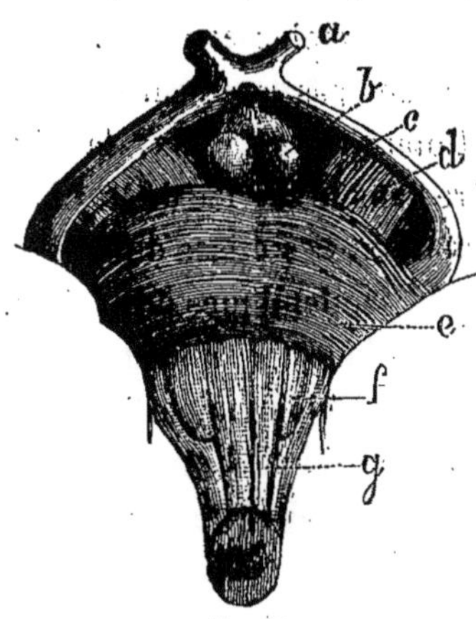

Fig. 29.

rencontre souvent dans des circonstances différentes.— L'arachnoïde renferme peu de liquide.— Plusieurs coupes pratiquées sur la moelle n'ont fait voir aucune lésion récente. Il n'y a pas, du moins à l'œil nu, de dégénération secondaire du cordon latéral droit.

Larynx, rien. — *Bronches* injectées. — *Poumons* sains; pas même de congestion hypostatique. — *Cœur*, 220 gr. (sans le péricarde); quelques plaques laiteuses à la périphérie. Sang noir, en partie coagulé dans le ventricule droit; petits caillots noirs dans l'oreillette droite. Tissu cardiaque assez résistant, décoloré. Pas d'altération valvulaire. — L'*aorte*, non athéromateuse, n'a qu'un centimètre de diamètre dans sa portion thoracique; l'abdominale est encore plus petite. Point de différence entre les iliaques.

OEsophage, estomac, intestins, pancréas, sains. — *Rate* hypertrophiée (200 gr.). — *Foie* (950 gr.), brun-grisâtre, congestionné. Son extrémité gauche est unie à la rate par des adhérences. — Les *reins* pèsent chacun 95 grammes; ils sont hypérémiés. — *Vessie*, etc., rien.

Laissant de côté toutes les considérations auxquelles l'histoire de cette malade pourrait donner lieu, mais qui nous écarteraient de notre sujet, nous allons nous attacher surtout à relever ce qui concerne la température. Fayadat était sujette à des accès d'épilepsie depuis un temps assez long, qu'il nous a été, toutefois, impossible de fixer. Ce que nous savons, c'est que, jusque dans les derniers jours de sa vie, les accès étaient isolés et revenaient à des intervalles plus ou moins éloignés.

a. Les *crises épileptiques* ne sont pas rares dans les cas d'agénésie cérébrale. M. Cotard en cite dix, la plupart recueillis à la Salpêtrière dans le service de M. Charcot. Par leurs caractères généraux, ces crises diffèrent à peine de celles qui affectent les épileptiques ordinaires. Nous ferons remarquer seulement que chez notre malade, les convulsions commençaient et prédominaient à droite, c'est-à-dire du côté paralysé. C'est là, d'ailleurs, un phénomène habituel en pareille circonstance, ainsi que nous avons pu le vérifier à la Salpêtrière lorsque nous étions interne dans le service de M. Delasiauve.

b. La *température*, notée régulièrement, nous offre à étudier : 1° la courbe générale ; 2° l'élévation de la chaleur centrale au moment des accès.

En ce qui concerne la première, nous appellerons l'attention sur sa marche ascensionnelle (fig. 30) qui a été très-rapide, puisque en cinq jours la température a monté de 38°,3 à 42°,1. Ce phénomène ne peut être attribué qu'à l'*état de mal épileptique*, car il n'y avait aucune lésion récente du côté des centres nerveux, ni aucune complication vers les autres organes, capables de l'expliquer. Cet accroissement brusque de la température n'est pas spécial à l'état de mal épileptique; on l'observe aussi, nous l'avons vu, dans l'hémorrhagie cérébrale; mais, tandis que dans l'*hémorrhagie cérébrale*, l'ascension thermométrique est précédée d'un abaissement qui va quelquefois jusqu'à deux degrés au-dessous de la température normale, dans l'*état de mal,*la première notation thermométrique est déjà au-dessus de la température physiologique.

Quant à l'élévation de la température durant les accès, elle est indubitable. En effet, le 13 décembre, alors que

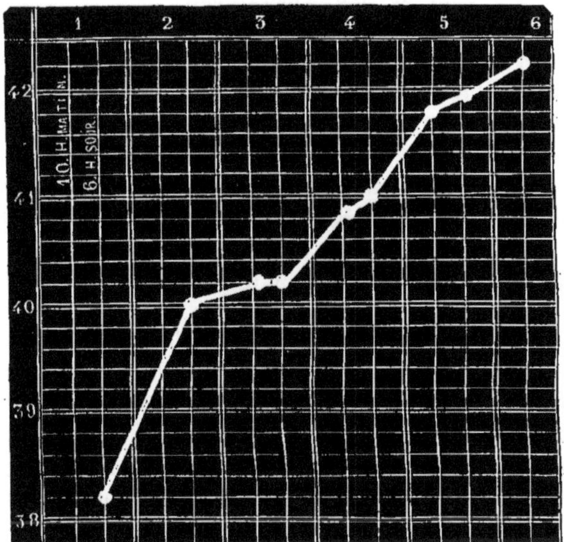

Fig. 30. — Les chiffres 1, 2, 3, etc., représentent les jours.

la température était à 40° pendant une crise, elle était seulement de 39°,6 dans les instants de calme. Même chose le 14 décembre : en dehors des crises la température est à 40°, et pendant une attaque à 40°,2. Notons enfin que la température atteignait son maximum sitôt que les convulsions cessaient. Nous avons là une nouvelle confirmation de l'opinion émise plus haut à propos de la température dans l'accès épileptique. Reprenons l'énu-

mération des faits qui doivent nous servir pour décrire
l'*état de mal épileptique*.

OBSERVATION XXX.

ÉTAT DE MAL ÉPILEPTIQUE.

Tempérament nerveux. — *Début de l'épilepsie à 47 ans.* — *Accès
suivis de paralysie.* — *État de mal épileptique : élévation notable de la température (40°)* — *Diminution, puis suspension des
accès.* — *Retour de la température au chiffre normal.* — *Agitation ; symptômes de paralysie et eschares sur les fesses.* —
Rétention d'urine. — *Nouvelle élévation de la température.* —
Coma, mort. (Temp. 41°) — *Autopsie : différence de 30 grammes entre les hémisphères cérébraux.* (Obs. pers.)*

Dum... Marie Jeanne, 54 ans, mariée, émailleuse, admise à la
Salpêtrière le 30 avril 1868 est entrée, le 12 août, au n° 17, de
la salle Saint - Jacques (service de M. CHARCOT, remplacé par
M. FÉRÉOL).

Antécédents. Dum... s'est mariée à 19 ans, elle a eu deux enfants :
une fille âgée aujourd'hui de 31 ans, bien portante ; une autre morte
à deux ans ; enfin elle a fait une fausse couche. Sa santé était passa-
ble. Elle était très-impressionnable, coléreuse, se plaignant souvent
d'avoir mal à la tête surtout au niveau de la région pariétale droite
où elle prétendait avoir une chaleur très-forte, mais n'avait pas d'attaques de nerfs. A 46-47 ans les règles sont devenues irrégulières.
A 47 ans est survenu, à l'oreille droite, un petit bouton, puis il s'est
développé une tumeur au niveau du creux sus-claviculaire, tumeur
qui a été enlevée par M. Raspail fils. Six mois plus tard affaiblissement de la vue. Le traitement institué par M. Desmares père amène
une amélioration. C'est peu de temps après, à l'époque de la *ménopause*
que Dum... fut prise d'un *attaque* avec perte de connaissance, chute
sur le sol, suivie d'une *paralysie complète* : elle ne pouvait faire au-

cun mouvement. La parole fut abolie pendant quatre ou cinq jours.
On la conduisit à l'hôpital St-Antoine (service de M. Millard) d'où
elle sortit au bout de six semaines (Nov. 1866). Depuis lors elle est
retournée plusieurs fois à l'hôpital St-Antoine, soit dans le même
service, soit dans celui de M. Mesnet. Chacune de ses admissions
était motivée par des attaques nouvelles. Dans l'intervalle, elle marchait, vaquait à ses occupations. Les accès n'auraient pas été précédés par des étourdissements et ne se seraient jamais accompagnés
de vomissements. La vue était plus faible à droite et on croit que le
côté droit du corps était plus faible que l'autre : « C'était, dit-on, le
côté affecté. » — *Père :* mort des suites d'une blessure. — *Mère :*
morte, âgée de plus de 68 ans, d'un ulcère à la jambe.

12 *Août.* Dum.... a été prise ce matin d'accès épileptiques. A
midi 1/2 : P. 80, petit ; R. 17 ; T. R. 37°,6. Elle a un accès ainsi
caractérisé : convulsions de la face, mouvements spasmodiques des
paupières à droite et des masséters, traction de la pointe de la langue
vers la droite, écume ; secousses plutôt cloniques que toniques dans
la main et l'avant-bras droits. Puis les phénomènes convulsifs des
paupières cessent, tandis que ceux des joues persistent avec un bruit
semblable à celui qu'on produit quelquefois en fumant. La pupille
droite est dilatée, la gauche normale. Maintenant les yeux sont dirigés à gauche. Le *bras droit* est chaud, le gauche froid ; le mollet
droit est moins frais que le gauche. — Huile de croton, deux gouttes.

Une heure et demie. Deux accès depuis midi et demi. T. R. 38°.
Alors, nouvel accès typique d'épilepsie, suivi, après 10 minutes de
repos, d'un 4ᵉ accès. Depuis midi et 1/2, les convulsions prédominent à droite.

2 *heures et demie.* T. R. 40°. Les accès ont été très-nombreux.

3 *heures et demie.* T. R. 39°,8. Les accès s'éloignent, mais on
ne les a pas comptés. — 4 h. 1/2 : T. R. 38°.

5 *heures et demie. Huit accès.* Depuis 3 heures 1/2, ils diminuent
de nombre. P. 88 ; R. bruyante, à 20 ; T. R. 37°,2. Immobilité
complète. Tête un peu inclinée sur l'épaule gauche. Front couvert
d'une sueur froide ; joues également très-rouges et très-chaudes.
Paupières fermées à gauche, entre ouvertes à droite. Des deux côtés,

conjonctive nette. Les globes oculaires sont légèrement tournés à droite. La pupille droite est moitié plus grande que la gauche. Les mouvements réflexes, produits par le chatouillement du bord libre des paupières, sont les mêmes des deux côtés. — Narines un peu sèches. Parfois, grincements de dents. Bouche entr'ouverte ; commissure labiale droite un peu tirée.

Membres supérieurs. Droit. Épaule un peu roide ; coude rigide ; l'avant-bras est dans l'extension ; les doigts sont roides et fléchis dans la paume de la main ; l'extension complète est possible.

Gauche. Roideur de l'épaule ; rigidité du coude ; l'avant-bras est dans la demi-flexion. Le pincement énergique ne produit rien à droite, mais, à gauche, il détermine de petits mouvements. La malade cherche à retirer son bras. La peau du bras droit est plus fraîche que celle du gauche.

Membres inférieurs. Roideur du genou droit, plus marquée au gauche. La flexion se fait bien des deux côtés, mais l'extension n'est complète qu'à droite. Le chatouillement de la plante des pieds suscite des mouvements réflexes un peu plus rapides à gauche qu'à droite. Pas de différence sensible pour le pincement. La jambe gauche est plus fraîche que la droite.

6 *heures* 1/2. *Pas d'accès.* P. 88 ; T. R. 37°. Paralysie de la face à gauche. Plusieurs selles.

À 7 *heures* 1/2. T. R. 37°, 1.

9 *heures* 1/2. *Un accès* à 9 heures. P. 100 ; R. 20 ; T. R. 37°. La face et les yeux sont dirigés vers la droite. Rigidité du cou. — La rigidité des membres supérieurs, plus accusée que précédemment, prédomine à gauche. Elle aurait peut-être diminué légèrement aux membres inférieurs. Les membres du côté gauche semblent actuellement plus chauds que ceux du côté opposé. Mâchoires contractées. Vésicatoire à la nuque ; sinapismes aux jambes.

13 *Août.* (9 heures). *Un seul accès* ce matin et moins fort que ceux d'hier. T. R. 37°,4. À 10 heures 1/4 : T. R. 37°,2. La malade agite presque sans cesse les mains ; elle essaie de se lever ; tendance à se porter vers la droite. La peau est chaude. Les phénomènes faciaux persistent. Il n'y a plus de roideur des membres. On ne

peut obtenir aucune réponse de la malade aux questions qu'on lui adresse. Interpellée vivement, elle regarde fixement.

Soir. Pas d'accès. P. 100, petit; T. R. 37°,4. La malade est, pour l'instant, assise sur son lit ; elle ne paraît pas avoir reconnu ses parents. La physionomie est toujours empreinte de stupeur. Dum... ne prononce que quelques monosyllabes.

14 *Août.* T. R. 37°,6. — *Soir.* P. 92; T. R. 38°. La malade est agitée, parle, essaie de se lever. La face est rouge, chaude ; stupeur. La pupille droite est dilatée, la gauche normale. *Nulle trace de paralysie*: D..... se sert de ses bras, se tient sur les jambes. 1/4 lavt. sulfate de quinine 0, gr. 40.

15 *Août.* T. R. 37°,8. L'agitation a été plus grande cette nuit. *Soir.* Les pupilles, jusque là inégales, ont maintenant les mêmes dimensions et sont plutôt contractées. *Ulcération sur le côté droit du pli interfessier.* P. 82; T. R. 38°,2. Cette légère élévation de la température coïncide avec l'apparition des premiers indices du *décubitus aigu.*

16 *Août.* P. 116; R. 24; T. R. 39°. *Pas d'accès,* nuit plus calme. Pupille droite très-dilatée; gauche contractée. Il existe de chaque côté du pli interfessier, une *eschare noire,* entourée d'une *exulcération* assez considérable, plus large et plus longue à gauche. Langue très-sèche, constipation : frictions sur la plaie en partie guérie du vésicatoire avec huile d'amandes douces 6 gr., huile de croton, six gouttes ; 1/4 de lav. sulfate de quinine, 0 gr. 50. — *Soir* : P. 112; T. R. 39°,4.

17 *Août.* P. 104 ; R. incomptable, la malade bavardant sans cesse, T. R. 39°. Tête un peu inclinée sur l'épaule gauche. Face légèrement colorée. Paupières entr'ouvertes, il semble que la malade ouvre mieux celles du côté droit que les autres. Pas d'injection des conjonctives. Regard fixe. Pupille droite extrêmement dilatée; gauche, très-contractée. Toutes les deux sont contractiles. Narines pulvérulentes. Sillon naso-labial gauche un peu effacé. Parole libre. Gêne notable de la déglutition : la malade remplit d'abord sa bouche, puis elle fait un effort pour avaler, alors on voit le liquide revenir par la narine gauche.

Membres supérieurs. Pas de contracture ; motilité et sensibilité conservées.

Membres inférieurs. Ils sont dans l'extension. Mouvement et sensibilité conservés.

Écoulement vaginal muco-purulent. Rien de particulier au toucher. Au niveau de la partie supérieure des petites lèvres, rougeur très-prononcée. A l'orifice de l'urèthre, *petits polypes* très-rouges. Rétention d'urine. L'examen n'y fait découvrir ni sucre ni albumine.

On voit sur la *fesse droite*, immédiatement en dehors et au dessus du coccyx, une *plaque noire* de 4 centimètres sur deux, et plus haut une large dénudation du derme en partie noire, en partie violacée. Autour, bande érythémateuse. — Sur la *fesse gauche*, on trouve *trois taches violacées* et des points où le derme est mis à nu. — *Soir*. Dum... a été très-agitée : elle crie, appelle son mari, etc. T. R. 38°,4.

18 *Août*. T. R. 37°,8. — *Soir*. D... a été assez tranquille. T. R. 38°,3. — 19 *Août*. T. R. 38°,4.

20 *Août*. P. petit à 60 ; R. 32 ; T. R. 39°,9. La malade allait mieux hier soir, elle demandait à manger, n'avait plus d'agitation. La nuit même a été bonne. Mais cette rémission n'a pas persisté. En effet ce matin, outre les phénomènes déjà décrits vers la face, nous notons les suivants :

Membres supérieurs. *Droit* : Roideur dans l'épaule et le coude ; avant-bras un peu fléchi ; extension possible. — *Gauche* : roideur de l'épaule ; rigidité du coude ; avant-bras demi-fléchi sur le bras, extension douloureuse. Soulevé, le bras droit se maintient un peu, tandis que l'autre retombe inerte. Sensibilité conservée.

Membres inférieurs. Empâtement œdémateux des pieds, des jambes et des cuisses. Ils sont dans l'extension. Roideur de la hanche droite, plus forte au genou. — Le membre fléchi se maintient dans cette position. A gauche un peu de roideur du genou ; motilité abolie ; la sensibilité à la douleur, au chatouillement, les mouvements réflexes sont les mêmes des deux côtés.

Les *eschares* se sont élargies (10 centimètres sur six). Exulcération, au niveau du grand trochanter droit. Une bande érythémateuse entoure ces lésions. *Soir*. T. R. 39°,1.

21 *Août*. Râle laryngo-trachéal depuis 3 h. du matin. Par moments la malade plisse le front et alors on n'observe pas de différence entre les deux moitiés. Les paupières, fermées à gauche, sont entr'ouvertes à droite. La pupille gauche est normale, la droite trois fois plus grande; toutes les deux sont encore contractiles. Sillon naso-labial gauche effacé. Commissure labiale droite un peu tirée. La bouche est entr'ouverte, et plus dans la moitié droite que dans la gauche. La déglutition est impossible.

Les membres supérieurs sont flasques surtout à gauche. Tache ecchymotique bleue avec exulcération du derme au niveau du coude droit. Les membres inférieurs dans l'extension, sont froids et couverts de vergettures. La malade semble souffrir quand on les fléchit. T. R. 40°,4. Dum... meurt à 3 h. du soir; aussitôt après la mort: T. R. 41°.

Rigidité cadavérique. A 4 h. 1/2, elle est très-marquée au cou et aux membres, avec une légère prédominance en faveur du côté droit. 23 août (6 heures du matin), flaccidité des membres inférieurs; roideur du poignet et de l'épaule à droite; rigidité des jointures du membre supérieur gauche.

Autopsie 40 *heures après la mort*. Tête. Péricrâne, rien; — os minces, friables. — Quelques tractus cellulo-fibreux entre les feuillets de l'arachnoïde au niveau du lobe sphénoïdal. — *Liquide céphalo-rachidien* en assez grande quantité. — Rien dans les sinus.

Encéphale 1195 grammes. Injection assez considérable de la *pie-mère* à gauche; des deux côtés elle se détache sans peine. Les artères de la base ne sont pas athéromateuses. Les deux substances sont normales, à part un peu de piqueté à gauche. L'*hémisphère droit* pèse 540 grammes; le gauche 510 grammes. Cervelet, isthme sains.

Les enveloppes de la moelle, la moelle elle-même ne présentent rien de particulier à l'œil nu.

Thorax. Adhérences à droite dans toute la hauteur du poumon; — quelques-unes à gauche. *Poumons, péricarde, cœur* (275 gr.) rien. — Quelques taches graisseuses sur l'aorte thoracique.

Abdomen. Estomac, rate (150 gr.) etc.; sains. — *Foie,* (885 gr.) pas de calculs, légèrement hypérémié. *Rein droit.* (105 gr.); — *Rein gauche* (115 gr.); anémie de la substance corticale.

Vessie. Nombreuses plaques ecchymotiques.

Le tracé de la température chez Dum... comprend deux parties distinctes : 1° l'une est relative à la température pendant l'*état de mal* ; 2° l'autre, aux accidents qui ont suivi, alors que les accès avaient cessé.

1° *État de mal épileptique.* Prise dans la matinée de plusieurs accès épileptiques, la malade est amenée à l'infirmerie à midi et demi. A ce moment, les accès ayant encore été peu nombreux, la température est à 37°,6. Bientôt les accès se multiplient, le thermomètre marque 38° ; puis ils deviennent *subintrants :* c'est à cet instant que la température atteint son

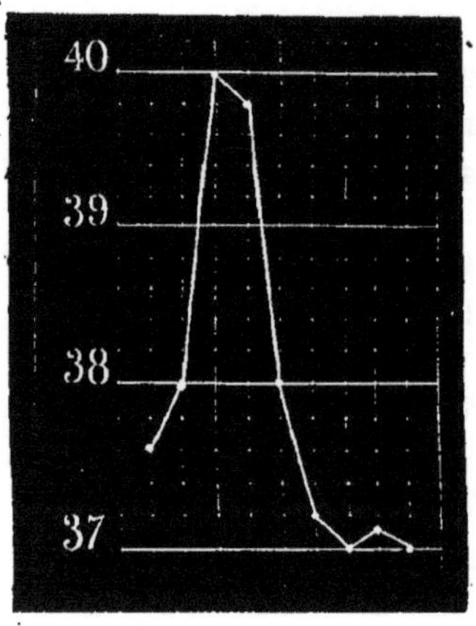

Fig. 31.

maximum, 40°. A partir de là les accès s'éloignent et à cinq heures et demie la température était déjà redescendue à 37°,2. Les accès disparaissent, et, après un court répit, nous voyons se dérouler les accidents mortels qui ont donné lieu à la seconde partie du tracé. (Voy. fig. 31.)

2° *Période terminale* (méningitique). Elle se divise elle-même en deux segments : *a*). Durant deux jours la température demeure à peu près normale (37°-38°); elle monte ensuite de 38° à 39°,4 en même temps que se développent et progressent les lésions du *décubitus aigu*. Un léger amendement étant survenu, la température s'abaisse jusqu'à 37°,8 ; mais il est tout à fait fugace. *b*). C'est alors que l'ensemble symptomatique, désigné par M. Delasiauve sous le nom de *congestion méningitique*, se montre : la température s'élève de nouveau pour atteindre, à l'époque de la mort, le chiffre de 41°. Nulle autre cause que l'épilepsie et les troubles consécutifs qu'elle a occasionnés, ne peuvent être invoqués pour expliquer cette température, car les poumons étaient sains et il n'y avait aucune lésion sérieuse des divers organes.

OBSERVATION XXXI

ÉTAT DE MAL ÉPILEPTIQUE.

Convulsions à 2 ans. — Epilepsie à 4 ans. — Les premiers accès sont suivis d'une paralysie du côté droit. — Température durant des accès isolés. — État de mal épileptique : ascension rapide de la température (38° à 41°). — Diminution, puis cessation momentanée des accès : abaissement de la température (37°,7). — Nouvel état de mal épileptique : élévation nouvelle de la température (41°). — Mort. — Résultats de l'autopsie. — Inégalité de poids entre les hémisphères cérébraux. (Obs. pers.)

Picha.., Joséphine, 27 ans, est entrée à la Salpêtrière (section des épileptiques), le 15 janvier 1853. Elle est actuellement (1872) salle Saint-Clément, n°80 (service de M. CHARCOT).

Renseignements donnés par sa mère (1866). — Celle-ci est bien portante, n'est pas nerveuse ; son père, c'est-à-dire le grand-père maternel de notre malade, est mort à la suite d'une amputation de cuisse. Sa mère (grand'mère maternelle), âgée de 70 ans est *paralysée* d'un côté. Le père de Picha... a une santé excellente et ne commet pas d'excès de boisson. On ne connaît aucune maladie nerveuse chez ses père et mère. — Pas de consanguinité. Huit enfants. 1° L'aînée morte à 22 ans, probablement phthisique (hémoptysie); 2° garçon bien portant; 3° garçon mort à 2 mois d'un érysipèle (?); 4° fille vivante, pas d'affection nerveuse; 5° notre malade; 6° fille; 7° fille; 8° garçon, bonne santé.

Joséphine a marché à 16 mois et a été propre de bonne heure. A deux ans elle a eu des convulsions pendant une quinzaine de jours. A quatre ans *nouvelles convulsions* à la suite desquelles elle a été *paralysée* du côté droit. Depuis cette époque, les accès sont revenus indistinctement la nuit et le jour, environ toutes les trois semaines. Jusqu'à l'âge de 4 ans, P.... fut assez intelligente. On ne trouve dans ses antécédents ni scrofules, ni affections syphilitiques ou vermineuses, ni onanisme. Depuis qu'elle a eu sa paralysie, incomplète d'ailleurs, elle pisse au lit, de temps en temps, et sans doute durant les accès. Les *règles* sont apparues à 16 ans et demi.

De 1860 à 1871 les accès ont offert la marche suivante :

1860. . . .	151	1866. . . .	250
1861. . . .	91	1867. . . .	199
1862. . . .	401	1868. . . .	202
1863. . . .	539	1869. . . .	205
1864. . . .	310	1870. . . .	124
1865. . . .	229	1871. . . .	203

La moyenne des accès a été, en 24 heures, de 6 en 1862; de 11 en 1863; de 8 en 1864 et 1865; de 9 en 1866.

1872. 18 *mars. Accès* d'intensité moyenne, sans violentes convulsions, durant à peine deux minutes et se terminant par de l'écume et une respiration stertoreuse. Le thermomètre, placé dès le commencement de l'accès, était au bout de cinq minutes, à 37°,7 ; le pouls à 88.

28 *mars*. Pich... a eu *trois accès* cette nuit, le dernier à cinq heures du matin. A onze heures P. 80; T. V. 37°,9.

24 *avril*. On a compté *dix-huit accès épileptiques* séparés par de courts intervalles durant la nuit. Le dernier accès a eu lieu à six heures du matin. A dix heures P. extrêmement fréquent; T. R. 38°,1.

25 *avril*. Dans la journée d'hier on a noté *trois accès*, après chacun desquels Pich.. a repris connaissance. Elle a uriné sous elle, ce qui ne lui était pas arrivé dans les accès précédents. A 7 heures du soir, agitation (on est obligé de lui mettre la camisole) qui a cessé à 9 heures; la malade a dormi ce matin. C'est à son réveil que les accès ont reparu : de 1 h. 1|2 à 3 heures six grands accès et une vingtaine de petits; de trois heures à 4 heures, sommeil; depuis 4 heures les accès sont allés en augmentant et sont devenus subintrants.

Neuf heures du matin. Pouls très-petit, incomptable; T. R. 40°,5; la respiration est précipitée, stertoreuse. Pich.. est sans connaissance. La face est inondée de sueurs. Quelques attaques sont assez distinctes. Voici la description de l'une d'elles, séparée de la précédente par un répit de quelques minutes : cri très-faible; le bras droit s'étend d'abord, puis est pris de secousses, ainsi que le gauche; en même temps la tête s'incline vers l'épaule droite; la face et les yeux se dirigent dans le même sens. Les pupilles sont contractées; de petites contractions surviennent dans la moitié droite de la face, la bouche s'ouvre largement, est tirée à droite. Au moment où le côté droit entre en résolution, apparaissent les phénomènes suivants : le bras gauche s'allonge, est envahi par des convulsions de même que la jambe correspondante, la tête se penche sur l'épaule gauche, la face et les yeux se portent aussi de ce côté; les pupilles sont dilatées; enfin on note des mouvements convulsifs très-énergiques des paupières, un nystagmus très-violent. Les convulsions sont, en général, faibles dans les deux périodes tonique et clonique. L'accès se termine par de la cyanose et des sueurs abondantes à la face, de l'écume, des mouvements respiratoires bruyants, lents, rappelant un peu ceux de l'agonie.

10 *heures.* Les accès continuent presque sans interruption. Pouls extrêmement fréquent et très-faible; T. R. 40°,5. Tout le corps est couvert de sueurs visqueuses. Le plus souvent les accès débutent par un arrêt de la respiration. Une fois de plus on remarque que les convulsions occupent d'abord un côté (membres et moitié correspondante de la face), puis l'autre. A droite, durant l'accès, la main prend l'attitude de la main-bot; à gauche elle se ferme, le pouce par-dessus les autres doigts. Râle laryngo-trachéal. *Midi* : P. 140; R. 48; T. R. 41°. Pich.. a eu 16 accès depuis dix heures. Pas d'urine dans la vessie. Résolution complète.

Une heure de l'après-midi. Cinq accès seulement. P. imperceptible aux radiales ; T. R. 39°,9, sueurs profuses. La malade exécute des mouvements automatiques. Ainsi, elle porte la main gauche à sa figure. Pas de nystagmus ni de strabisme; pupilles égales, contractées. La respiration est calme, sans bruits laryngo-trachéaux. Bientôt la malade s'endort.

4 *heures. Quatre accès.* P. 120, petit, régulier; R. 40; T. R. 39°,2, une demi-heure après la dernière attaque. Nous retirons 54 gr. d'urine par la sonde; elle est jaunâtre, plus claire que celle qui a été extraite précédemment.

La malade est dans le décubitus dorsal, la tête sur la ligne médiane et un peu dans l'extension. La face, dirigée en avant et en haut, est modérément rouge, mais très-chaude. Tantôt les paupières sont fermées, tantôt elles sont entre ouvertes et laissent voir les globes oculaires portés directement en haut. La conjonctive oculaire est légèrement injectée au pourtour de la cornée. La conjonctive palpébrale, pâle en haut, est injectée, rouge, en bas. Les pupilles sont normales, moins contractées toutefois qu'elles ne devraient l'être, la malade ayant la tête à côté de la fenêtre. De temps en temps abaissement simultané des paupières supérieures, ouverture et occlusion totales ou partielles de la bouche. Nulle différence, du reste, entre les deux moitiés de la face. Sécheresse des narines, des lèvres, des gencives et de la langue. Parfois la malade allonge la langue sur la lèvre inférieure; d'autres fois elle cache celle-ci der-

rière la mâchoire supérieure. En résumé, grimaces constantes., espèce de mâchonnement.

Membres supérieurs. Gauche : Pich.. s'en sert, le porte à sa
tête ; pas de roideur; sensibilité conservée. — *Droit.* La main est
fléchie sur le poignet qui est roide ; les doigts allongés dans leur ensemble ; les phalanges et les phalangines allongées, les phalangettes
légèrement fléchies. L'avant-bras est fléchi sur le bras, avec rigidité du coude. Le bras est allongé le long du thorax; l'épaule un
peu roide. Soulevé, ce membre retombe inerte tandis que le gauche
se maintient. Le pincement détermine quelques mouvements des
doigts et les grimaces augmentent. Néanmoins la sensibilité est un
peu obtuse. La main droite est peut-être légèrement plus chaude
que l'autre. La différence est plus accentuée aux avant-bras et en
faveur du droit.

Membres inférieurs. Gauche : motilité, sensibilité, mouvements
réflexes, conservés. *Droit.* Il est dans la demi-flexion ; il peut s'allonger. Pas de contracture. Motilité..., etc., les mêmes qu'à gauche. Le genou gauche est plus frais que le droit, les jambes sont
modérément chaudes, la droite plus que la gauche. Nulle trace de
cyanose aux membres. — Rien aux fesses. — Langue rouge, sèche,
déglutition assez facile ; ni vomissements, ni selles.

5 *heures.* Pas d'accès. P. 108 ; R. 34; T. R. 39°,1. Urines 12 gr.
La malade est plus éveillée; lorsqu'on prononce son nom, elle regarde. Grimaces incessantes. La malade se sert un peu de son bras
droit où la contracture a presque tout à fait disparu. Il n'y a plus
de contracture du cou.

8 *heures.* Pas d'accès. P. 100; R. 32; T. R. 38°,7. La malade est
un peu réveillée; les paupières sont ouvertes; il n'y a ni strabisme,
ni dilatation pupillaire. Pich.. se sert de ses membres. Le genou
gauche est moins chaud que le droit. Les sinapismes, appliqués ce
matin, n'avaient pas produit, tout d'abord, de rougeur : ce soir
elle est manifeste.

11 *heures.* Sommeil calme. Nulle trace de roideur. Mouvements
volontaires, lorsqu'on touche la malade. Pas d'accès; les genoux

sont froids. Urines, 20 gr., en tout 75 gr., de 5 heures exclusivement à 11 heures inclusivement. P. 92; R. 24; T. R. 38°,3.

26 *avril, deux heures du matin.* Entre minuit et minuit 3|4, *dix accès* qui ont été suivis d'un peu d'agitation : Pich.. remuait sans cesse dans son lit, se plaignait. T. R. 38°,3

9 *heures.* Pich.. a eu *un accès* à 8 heures et *un* autre à 8 h. 1|2. P. 124; R. 28; T. R. 38°,1.

10 *heures. Pas d'accès.* P. petit, à 108; R. 28; T. R. 37°,8. Physionomie meilleure. Front beaucoup moins chaud qu'hier. Joues également chaudes et colorées. La malade regarde autour d'elle. L'injection péricornéenne a disparu. La conjonctive palpébrale inférieure est légèrement rosée. Pupilles naturelles, contractiles. Les grimaces diminuent et consistent uniquement en une sorte de mâchonnement accompagné de sons mal articulés, phénomènes qui sont pour ainsi dire habituels à la malade. Narines encore pulvérulentes. Lèvres fraîches; dents moins collantes; langue blanchâtre, un peu sèche ce qu'on doit attribuer surtout à ce que la malade a presque sans cesse la bouche entr'ouverte. Déglutition facile. Ni vomissements, ni selles. Cou normal. La malade se sert de ses membres supérieurs, les soulève; le droit semble toujours plus faible que l'autre. L'attitude de la main droite est la même : main fléchie sur le poignet, phalanges et phalangines étendues, phalangettes légèrement fléchies. Pas de différence de température entre les membres supérieurs et inférieurs. Des deux côtés les membres inférieurs n'offrent rien de spécial. Pas d'érythème aux fesses, etc.

Midi. Urines depuis 11 heures du soir exclusivement jusqu'à ce moment 200 gr. P. 108; R. 26; T. R. 37°,7 pas d'accès.

6 *heures.* La malade était tranquille, paraissant se réveiller de plus en plus, lorsque, à 5 heures les accès se sont reproduits et se sont succédés à de courts intervalles (douze de 5 à 6 h. 1|2). Tandis que nous prenons la température, Pich.. a *deux accès.* Le thermomètre retiré après le second est à 39°,3. Il est replacé. Un troisième accès éclate, et quelques secondes après, nous notons T. R. 39°,4. Cinq minutes plus tard, durant un temps de repos : P. 140;

R. 40. A la fin d'un de ces accès, dilatation des pupilles. La malade
a uriné sous elle au début de cette nouvelle série. La peau est chaude,
brûlante ; la face rouge, inondée de sueurs.

8 *heures. Trois* nouveaux *accès:* en tout, depuis 5 heures, *dix-
huit accès.* Une demi-heure après le dernier : P. 128 ; R. 28; T.
R. 39°,2. Quelques gouttes d'urine.

11 *heures. Trente accès* depuis 8 heures du soir. La tête est inclinée vers l'épaule gauche. Les *yeux regardent* tous les deux en
haut et à gauche. Les pupilles sont contractées. Les membres sont
dans la résolution. Respiration haletante. T. R. 40°,8.

27 *avril.* De onze heures à minuit, Pich., a été calme. A partir de
minuit les accès se sont précipités. On en a compté 70 ; puis, comme
ils sont devenus subintrants, sans répit, on ne les a plus comptés.
A 2 heures, T. R. 41°. La malade est morte à 6 heures du matin.
Deux heures plus tard : T. R. 41°.

10 *heures.* T. R. 38°. Le cadavre est depuis deux heures à l'amphithéâtre. Physionomie naturelle. Rigidité très-forte du cou. La
tête est dans l'extension, sur la ligne médiane. Les pupilles sont
largement dilatées, égales. Les membres supérieurs, demi-fléchis,
sont rigides dans toutes leurs jointures et au même degré. Les
membres inférieurs, dans l'extension, sont très-rigides, peut-être la
hanche droite l'est-elle plus que la gauche.

Midi. T. R. 36°,3. La rigidité a légèrement diminué à gauche.
— *Une heure.* T. R. 27°.

Autopsie *le* 28 *avril. Cerveau.* La *pie-mère* offre de nombreuses *ecchymoses.* — Le *lobe frontal droit* déborde le gauche d'une
longueur notable ; il existe d'ailleurs une différence de 60 grammes
en faveur de l'hémisphère droit. — Pas de foyer accusé. — L'*éminence mamillaire gauche* est moitié plus petite que la droite. —
Rien d'anormal du côté du cervelet. — La *pyramide antérieure
gauche* est plus petite que la droite. Il en est de même pour le *pédoncule cérébral gauche.* — On ne trouve pas la moindre différence au
point de vue de la couleur. Les *ventricules* sont normaux. — La
corne d'Ammon du côté gauche est moins volumineuse que la

droite et dure au toucher. La même induration se retrouve sur la paroi opposée de l'étage inférieur du ventricule latéral. — Les autres organes n'ont pas offert d'altération qui mérite d'être relevée.

Laissant de côté ce qui a trait aux modifications de la température produites par les accès isolés, et qui du reste confirment ce que nous avons dit plus haut, nous ne

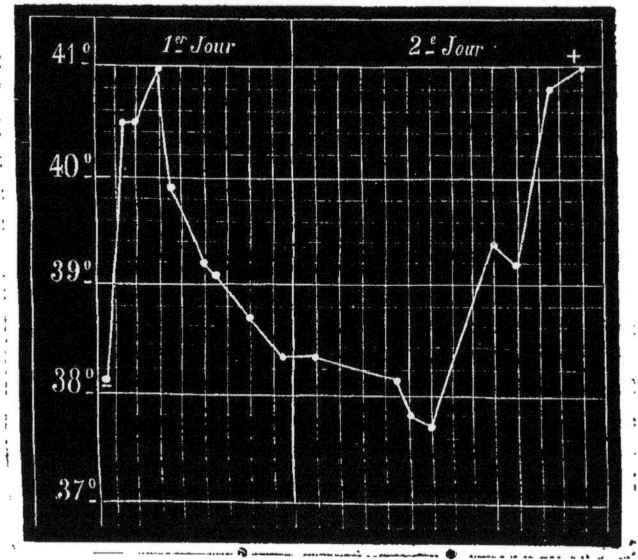

Fig. 32. — Température 6 heures après le début. La 2ᵉ temp. (40°,5) a été prise le lendemain ; à partir de là, chaque ligne verticale répond à 2 heures. + Température 4 heures avant la mort.

nous appesantirons que sur la température durant les *deux états de mal* que la malade a successivement présentés.

Dans tous les deux, et les tracés n'autorisent aucun doute à ce sujet, nous voyons la température monter rapidement et atteindre le chiffre hyperpyrétique de 41°.

Le premier *état de mal* cesse ; la malade reprend connaissance ; simultanément la température descend, et cela, en quelque sorte aussi vite qu'elle s'est élevée ; quatre heures après le dernier accès, elle était à **37°,7**. (Fig. 32).

Mais, cette rémission n'est que momentanée. Bientôt les accès se reproduisent et nous assistons à un *second état de mal* qui se termine par la mort. Deux heures après l'issue fatale, et le cadavre étant resté dans le lit, la température était encore à 41°. Il est par conséquent probable qu'à l'époque de la mort, elle était parvenue à un chiffre encore plus considérable.

Cette observation nous fait voir aussi que la chaleur se conserve, en pareil cas, pendant quelque temps, car, le corps ayant été porté à l'amphithéâtre, nous avons trouvé 34°,7 sept heures après la mort.

Les trois malades, dont nous venons de retracer l'histoire, ont succombé, la première et la troisième sous *l'action immédiate* de *l'état de mal*, la seconde sous l'influence des *effets consécutifs* de l'état de mal. Aussi leur histoire ne nous renseigne-t-elle que sur l'*état de mal épileptique mortel*. Que voit-on, dans les cas où les malades reviennent à la santé et, en particulier, comment se comporte alors la température ? Les trois observations qu'il nous reste à relater, vont nous fournir sur ce point, des éclaircissements satisfaisants.

OBSERVATION XXXII.

ÉTAT DE MAL ÉPILEPTIQUE ; GUÉRISON

*Excès de boisson. — Absinthisme. — Vertiges. — État de mal
épileptique : Élévation rapide de la température ; paralysie à
droite. — Cessation des accès ; retour de la température au
chiffre normal ; guérison de la paralysie. — Phénomènes
consécutifs. — Emploi de l'atropine ; ses effets sur la température, etc. (Obs. pers.).*

Rév... Eugène, 37 ans, marchand ambulant, né à Paris, est entré
le 10 octobre 1870 à l'hôpital de la Pitié, salle St-Athanase, n° 29
(service de M. MARROTTE). D'après les renseignements, communiqués par sa mère, R... aurait été propre de bonne heure (1), mais
n'aurait marché qu'à 2 ans 1|2. Il n'a pas eu de convulsions dans
l'enfance. A 8 ans 1|2, il aurait été atteint d'une fièvre typhoïde (?).
Depuis 1855, où il s'est mis marchand ambulant, il a commis de
fréquents *excès de boisson.* Il boit surtout de l'*absinthe* et se grise
souvent : alors, il a de violentes colères. En dehors même de
l'ivresse, il éprouve des accidents qui nous paraissent se rapprocher
du vertige épileptique : étourdissements, yeux hagards, embarras
de la parole. Ajoutons encore que R... a depuis longtemps un
tremblement assez marqué et nous pourrons en conclure que l'al-
coolisme est bien réel. — Son *père* est mort du choléra (1849) ; il
n'était pas adonné à la boisson, mais néanmoins il se mettait aisément en colère. — Sa *mère* est bien portante. — On ne connaît pas
d'affections nerveuses dans la famille. — Pas de consanguinité. —
On nous assure enfin que R... n'a jamais eu d'accès épileptiques
avant ceux qui se sont déclarés durant la nuit dernière (du 9 au 10

(1) On sait que quelques auteurs, et entre autres Trousseau, ont
signalé, dans les antécédents des épileptiques, la fréquence de l'in-
continence nocturne d'urine.

octobre). Depuis leur début jusqu'au moment de l'entrée du malade à l'hôpital, les accès auraient été très-fréquents et R... n'aurai pas recouvré la connaissance. De 3 heures de l'après-midi à 5 heures, on a compté 8 ou 10 accès.

10 *octobre*. 5 heures. *Paralysie* à droite. Le bras et la jambe de ce côté, soulevés, retombent inertes. Le pincement de l'avant-bras détermine une grimace, sans qu'il y ait aucune tentative pour écarter le membre où se produit l'impression douloureuse. La main et le bras sont plus chauds à droite qu'à gauche. — Le chatouillement de la plante du pied droit, le pincement du mollet correspondant, donnent lieu à un mouvement de flexion de la jambe gauche, mais il n'y a aucun déplacement à droite. Le genou du côté paralysé est manifestement plus chaud que l'autre.

Le sillon naso-labial droit est effacé, le gauche, apparent. La moitié droite des lèvres est accolée, la gauche entre ouverte.

A ce moment de l'examen, éclate un accès, pendant lequel nous enregistrons une température de 40°,2. Dix minutes plus tard, dixième accès : la face se tourne énergiquement vers l'épaule droite ainsi que les yeux qui, de plus, sont dirigés en haut ; les paupières sont animées de mouvements convulsifs rapides, qui gagnent bientôt les globes oculaires ; les avant-bras, les doigts, surtout à droite, se fléchissent ; le membre inférieur droit se roidit ; puis arrivent des secousses cloniques à peu près uniformes, etc. L'accès dure environ une minute à une minute et demie. — Huile de ricin, 20 gr. ; huile de croton, deux gouttes.

Six heures. De 5 à 6 heures, deux accès ; en tout 13 depuis son arrivée (3 h.). La température prise cinq minutes après le dernier était à 40°,2 ; le *pouls* à 68 seulement.

10 *heures*. R... a eu un dernier accès à 8 h. 3|4. Actuellement, P. 76 ; T. R. 40°. Au repos, les yeux semblent se diriger habituellement vers la *gauche*, mais à un faible degré. Les membres du côté gauche jouissent de tous leurs mouvements ; ceux du côté droit sont dans la demi-flexion et *contracturés*. — Urines involontaires dans un des accès qui parfois s'accompagnent en outre d'écume à la bouche

et de morsure de la langue. La période de stertor a toujours paru assez courte. Il est impossible d'obtenir une parole du malade; lorsqu'on le remue, il prononce quelques mots incompréhensibles. — Pas de garde-robes. Lavement; sinapismes; 8 ventouses scarifiées à la nuque.

11 *oct.* Quatre accès dans la première partie de la nuit; dans la seconde, sommeil paisible. P. 74; T. R. 38°. Le *bras droit* exécute quelques mouvements; le malade le soulève un peu, quoiqu'avec peine; les doigts s'ouvrent et se ferment. Contracture légère du coude et de l'épaule. La jambe droite, plus contracturée que le membre supérieur correspondant, accomplit quelques mouvements très-limités. Toute trace de paralysie faciale a disparu.

Soir. Pas d'accès. La parole est à peu près tout à fait revenue. La stupeur persiste, moins prononcée toutefois. R... demande ce dont il a besoin; il ne gâte pas. Ce matin, avant la visite, il a été agité, parlait, criait, etc. Il a été plus calme durant l'après-midi, bien qu'il ait encore parlé seul. Il sait qu'il est à la Pitié. Il se sert de la main droite qu'il porte sur sa tête et avec laquelle il serre assez énergiquement. Nous ne remarquons pas de différence de température entre les membres supérieurs. Le malade remue la jambe droite et l'élève au-dessus de son lit; il est impuissant à la fléchir, en raison sans doute de la contracture du genou (extension). La sensibilité demeure obtuse dans le côté droit du corps. P. 68; T. R. 38°,6.

12 *oct.* P. 88; T. R. 38°,6. Nuit bonne. Idées plus nettes. Le mouvement et la sensibilité sont normaux dans les membres du côté droit; cependant le malade les trouve lourds. — Selle. — Julep avec 2 milligr. de sulfate d'*atropine.*

Soir. P. 104; T. R. 39°,6. Chaleur à la tête. Peau chaude. Le malade est calme et ne se plaint de rien.

13 *oct.* Deux groupes d'herpès l'un sur la moitié gauche de la lèvre inférieure, l'autre vers la commissure labiale droite. R... a encore un certain degré d'obtusion mentale; les réponses sont lentes, confuses. La physionomie conserve de l'hébétude. Les yeux sont

hagards, brillants. Constipation. Pouls petit, dépressible, à 82;
T. R. 38°,2. — *Soir*. P. 104 ; T. R. 38°,9.

14 *oct.* Nouveau groupe d'herpès sur la lèvre supérieure et autour
des narines. Pupilles normales. Jul. avec 3 milligr. de sulfate d'atropine. P. 88 ; T. R. 38°,1. — *Soir*. P. 102, compté plusieurs fois ;
T. R. 38°,6.

15 *oct.* P. 92 ; T. R. 38°,1. Les idées sont encore indécises.
Soir. P. 92 ; T. R. 38°,3.

16 *oct.* P. 72 ; T. R. 37°,8. — *Soir*. P. 100, compté trois fois ;
T. R. 38°,8. R... s'est levé ; il se sent aussi fort sur une jambe que
sur l'autre. Tumeurs hémorrhoïdales.

17 *oct.* P. 80 ; T. R. 38°,2. Jul. avec 4 milligr. de sulfate d'a-
tropine et un gramme de teinture de valériane. Les pupilles ne sont
pas dilatées.— *Soir*. P. 100 ; T. R. 38°,6. Il s'est levé et est allé
uriner auprès d'un lit voisin.

18 *oct.* Incertitude dans les idées. Mémoire confuse. Selles. P. 84 ;
T. R. 38°,1. — *Soir*. L'hébétude est plus accusée que d'ordinaire.
Dans la journée, R... s'est levé de son lit pour courir après un fai-
san imaginaire. Il paraît plus faible, que les jours précédents, du
côté droit. Ainsi, il est descendu de son lit, sous prétexte d'uriner, et
n'a pu se recoucher sans aide. Les pupilles sont assez largement
dilatées, égales et médiocrement contractiles. P. 104 ; T. R. 38°,1.

19 *oct.* R..., s'est levé à diverses reprises, s'est promené dans la
salle ; puis, il ne pouvait plus reconnaître son lit. Les pupilles sont
plus larges qu'hier. Physionomie égarée. Divagations. Jul. avec 3
milligr. de sulfate d'atropine, etc. P. 96 ; T. R. 38°,3.

Soir. Agitation ; hallucinations ; sécheresse à la gorge ; pupilles
très-dilatées, égales, contractiles. Le malade n'a pris que la moitié
de sa potion, c'est-à-dire un milligr. et demi de sulf. d'atropine.
Parfois, il se débat dans son lit comme s'il voyait des fantômes. Il
se plaint d'avoir été empoisonné avec du vert de gris. De temps en
temps, quelques petites secousses dans les doigts. Nulle trace de
paralysie. Suppression de l'atropine ; café ; pilule avec 0 gr. 5 d'ex
trait thébaïque. P. 104 ; T. R. 38°,4.

20 *oct.* P. 76 ; T. R. 38°. — *Soir.* P. 76 ; 38°,4.

21 *oct.* P. 68 ; T. R. 37°,6. (Il ne prend plus d'atropine). — *Soir.* P. 92 ; T. R. 38°,2. R... s'est levé. La mémoire est plus nette ; les pupilles ne sont plus dilatées.

22 *oct.* Nuit bonne. Pupilles normales. P. 72 ; T. R. 37°,8. Jul. avec 1 milligr. de sulf. d'atropine. — *Soir.* P. 84 ; T. R. 37°,6. Pupilles un peu dilatées.

23 *oct.* P. 72 ; T. R. 38°. — *Soir.* P. 82 ; T. R. 38°. Pupilles dilatées, égales, contractiles. Sécheresse légère de la gorge.

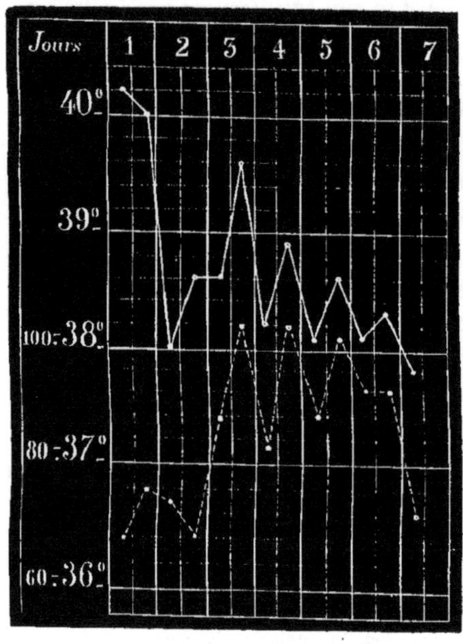

Fig. 33.

24 *oct.* P. 76 ; T. R. 38°,3. Jul. 2 milligr. de sulfate d'atropine. — *Soir.* P. 88 ; T. R. 38°,8. Les pupilles sont moyennement dilatées.

25 *oct.* P. 76 ; T. R. 38°. — *Soir.* Selles régulières, une ou deux par jour. P. 108, petit ; T. R. 38°,6. — Jusqu'au 31 octobre, la température a oscillé entre 38° et 38°,6 ; le pouls entre 76 et 100. Le malade a continué de prendre sa potion. Il nous a semblé que l'atropine avait eu pour effet de régulariser les garde-robes. — *Exeat* le 7 novembre.

Nous avons eu affaire, ici, à un malade pris subitement dans la nuit d'un état de mal épileptique avec hémiplégie droite. Douze à quatorze heures après le début, alors que les accès persistaient encore, nous trouvons la température à 40°,2, les accès s'éloignent et la température descend à 40°; ils cessent et la température tombe à 38°. Les jours suivants nous remarquons une élévation (39°) qui coïncide avec l'apparition de l'ensemble symptomatique désigné sous le nom de *congestion méningitique*. Celle-ci guérit à son tour et la température descend au-dessous de 38°. (Fig. 33).

Pendant le reste du séjour du malade à l'hôpital, la température a oscillé entre 38°,4 et 37°,8. Cette température, un peu supérieure au chiffre normal, parfois même sub-fébrile nous semble devoir être mise sur le compte de l'emploi quotidien du sulfate d'*atropine*.

Voici le second fait recueilli à la Salpêtrière dans le service de M. Charcot par notre ami Gombault et par nous.

OBSERVATION XXXIII.

ÉTAT DE MAL ÉPILEPTIQUE ; GUÉRISON.

Épilepsie ancienne. — Accès assez fréquents ; étourdissements. — Marche des accès de 1862 à 1872. — Oxyures vermiculaires. — Rhumatisme articulaire (1868). — État de mal épileptique (1872) : élévation notable de la température ; délire ; eschare ; guérison de l'état de mal.

Chevall..., Edmée, mariée, 43 ans, fleuriste, est entrée à la Salpêtrière (section des épileptiques), le 28 octobre 1861. A partir de son entrée, les accès ont eu la marche suivante :

1862.	160	1867.	80
1863.	121	1868.	86
1864.	101	1869.	17
1865.	77	1870.	39
1866.	92	1871.	22

Durant toute cette période on n'a pas noté plus de sept accès dans un jour. Le plus souvent, ils ont été isolés, ou au nombre de 2 et de 3 en vingt-quatre heures. — De 1865 à 1869, M. Delasiauve a observé à différentes reprises, chez cette malade, des oxyures vermiculaires que l'on combattait avec des lavements d'éther ; — des douleurs abdominales compliquées de diarrhée et, enfin, en 1868, un rhumatisme articulaire aigu.

10 *mars* 1872. 3 heures du soir. Cette malade qui, ce matin, se plaignait de malaise attribué à l'arrivée prochaine de ses règles, a eu depuis une heure douze accès. Elle est, pour l'instant, dans la résolution complète et dans un état semi-comateux qui ne permet pas d'obtenir d'elle la moindre réponse. La sensibilité n'est pas abolie car le pincement suscite de légers mouvements des membres. P. 112, un peu irrégulier ; R. 28 ; T. R. 38°.

6 *heures, soir.* Depuis trois heures, C... a eu quatre accès. Nous assistons à une nouvelle crise. Il n'y a pas de cri initial. Le membre supérieur droit se fléchit, le gauche reste dans l'extension ; les membres inférieurs sont allongés et rigides ; la tête s'incline sur l'épaule gauche ; la face regarde du même côté ; la commissure labiale gauche est entraînée en haut ; cyanose, mouvements cloniques dans les membres supérieurs, stertor, écume sanglante, évacuations involontaires.

La malade étant un peu revenue à elle, on note, en outre, une *hémiplégie flasque, complète de tout le côté gauche.* La tête est penchée sur l'épaule droite ; la face est tournée dans le même sens ainsi que les yeux ; la pupille droite est plus dilatée que la gauche ; la commissure labiale droite est tirée en haut. Il existe une *analgésie* absolue de toute la moitié gauche du corps (face, tronc et membres).

Dans un autre accès qui survient alors, on remarque que les doigts sont écartés les uns des autres, que la tête se tourne par petites saccades de droite à gauche, que les yeux regardent en haut et à droite.

Les secousses cloniques sont très-marquées à gauche, (face et membre supérieur), nulles ou presque nulles à droite. — Après cet accès, la malade semble chercher quelque chose sur son lit, elle chiffonne ses draps. Les accès sont assez courts ; les intervalles de repos ne dépassent guère 5 à 10 minutes, de sorte que dans l'espace de 3|4 d'heure, C... a eu cinq accès. — Sulfate de quinine 1 gr.

9 *heures*. Excitation, cris, plaintes. C... se frotte le côté droit du ventre avec la main correspondante, comme si elle y ressentait de la douleur. La paralysie du mouvement et de la sensibilité persiste à gauche. Lorsqu'on soulève les membres de ce côté, ils retombent lourdement, et quand on pique la peau avec une épingle, la malade ne bouge pas tant que l'excitation intéresse la moitié gauche du corps, mais aussitôt qu'on dépasse la ligne médiane, elle dirige vivement la main droite vers le point excité. — État demi comateux. — Depuis 2 heures de l'après-midi jusqu'à 9 heures, 28 accès. La paralysie ne serait survenue qu'entre le douzième et le seizième accès. P. 92; T. R. 38°,6.

11 *mars*, 5 h. du matin. P. 80; T. R. 39°,6. C... aurait eu une trentaine d'accès depuis hier soir. Par moments, cette nuit, elle a poussé des cris et a empêché ses compagnes de dormir. Décubitus dorsal. La tête et les yeux sont moins déviés qu'hier vers la droite. L'hémiplégie a diminué ; ainsi, le bras gauche exécute quelques légers mouvements et le pincement de la peau amène des phénomènes réactionnels. Malgré cela, il y a encore une obtusion incontestable de la sensibilité.

10 *heures*. P. 104 ; T. R. 38°,6. C... n'a eu qu'un accès depuis cinq heures. La face est rouge ; les pupilles sont dilatées. La motilité est en grande partie revenue, surtout aux membres inférieurs. Agitation. Rien aux fesses. Urines involontaires. — Poudre de digitale 0, gr. 50.

Soir. De 10 heures du matin à midi, 17 accès ; de midi à 2 heures, deux accès. On donne alors, à la malade, un lavement purgatif qu'elle a gardé pendant quatre heures, ce qui dénote une atonie de 'intestin. — La déglutition paraît gênée ; C... conserve le liquide dans sa bouche, puis le laisse écouler au dehors. Le ventre est ballonné, sensible à la pression. La paralysie a disparu, mais il y a une *contracture* du membre supérieur gauche. La déviation de la face et la rotation des yeux ont cessé. Ecchymose de la paupière inférieure gauche ; pupilles égales, normales. La connaissance revient ; toutefois, on n'obtient aucune réponse de la malade. — P. 108 ; R. 32, inégale ; T. R. 38°,4.

12 *mars.* Depuis hier soir jusqu'à ce matin, 9 heures, c'est-à-dire en 15 heures environ, C... a eu 22 accès durant lesquels la cyanose de la face a toujours été très-prononcée. Consécutivement, on observe une période comateuse assez longue. Une heure et demie après la dernière crise : T. R. 38°. — Les *règles* commencent à paraître.

Soir. De 10 h. 1|2 à 11 heures, cinq accès. A partir de onze heures, aucune crise. Coma dont la malade ne sort que pour agiter les membres et pousser des cris aigus. Nulle trace de paralysie. Déglutition facile. Les règles coulent bien. — *Traitement* : 2|4 de lavement avec 0 gr. 25 de poudre de digitale et une infusion de 0 gr. 50 de poudre de digitale pour 200 gr. d'eau. Pendant les périodes d'excitation, les genoux et les coudes sont dans la demi-flexion et résistent à l'extension. La sensibilité semble conservée. P. 120, assez irrégulier ; T. R. 38°,1.

13 *oct.* De 9 heures du soir à 4 heures du matin, seize accès. La physionomie est meilleure ; C... sourit quand on lui parle. Les pupilles sont un peu contractées. Les coudes sont rigides. Aux membres inférieurs, seuls les orteils, principalement ceux du pied gauche, conservent un certain degré de rigidité. Les règles continuent de couler. Peau chaude. Décubitus dorsal. P. 100, petit, régulier ; T. R. 37°,8.

Soir. Pas d'accès. P. 112 ; R. 28 ; T. R. 38°,8. La malade re-

connaît les personnes. Rien aux fesses. Selles et urines involontaires.

14 *mars*. Il n'y a pas, à proprement parler, de contracture, mais
les membres supérieurs et inférieurs ont de la tendance à se placer
dans la demi-flexion. Roideur du cou. C... essaie de parler, allonge
la langue ; néanmoins l'obtusion est toujours profonde. Pas d'accès.
P. 112 ; R. 32 ; T. R. 38°,9. Rien de particulier à l'auscultation.
— Suppression de la digitale.

Soir. P. 116 ; R. 32 ; T. R. 40°,4. Malgré l'absence d'accès, la

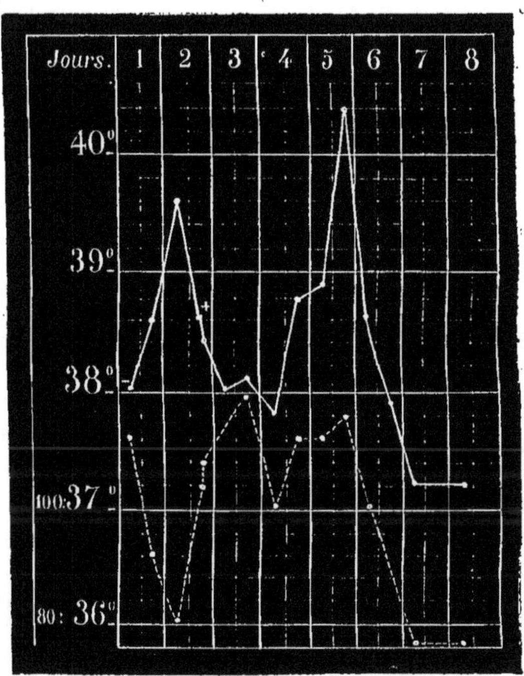

Fig. 34. — La ligne supérieure répond à la température, et l'inférieure (ponc-
tuée) au pouls. — 2 heures après le début (12 accès). ✛ Un accès dans les
5 dernières heures.

disparition de la contracture et le retour relatif des fonctions intellectuelles la température a subi une nouvelle élévation. La face
est rouge, couverte de sueurs abondantes. Les pupilles sont égales,

contractiles et moyennement dilatées. Là *fesse gauche* est le siége d'une rougeur assez étendue, sans phlyctènes ni plaque violacée. Nulle complication du côté des divers viscères. (Fig. 34.)

15 *mars*. La nuit a été calme, quoique sans sommeil. Parfois, rougeurs et sueurs à la face. La malade est plus éveillée. Léger soulèvement épidermique sur la plaque érythémateuse de la fesse gauche. P. 100 ; T. R. 38°,6. La langue est sèche, brunâtre. — *Soir*. T. R. 37°,9. Quelques râles à la base du poumon droit.

16 *mars*. P. 76; T. R. 37°,2. C... demande à se lever. Elle est encore hébétée. Dans la marche, elle traîne un peu la jambe gauche. Les *règles* touchent à leur fin. — La fesse gauche, plus chaude que la droite, présente encore une rougeur, légèrement violacée ; le soulèvement épidermique s'est déchiré, laissant le derme à nu. La malade gâte toujours.

17 *mars*. Peau fraîche ; P. à 76 ; T. R. 37°,2. Léger délire tranquille. — Herpès sur la moitié gauche de la lèvre inférieure.

18 *mars*. Excoriation superficielle du derme répondant à la portion soulevée et déchirée de l'épiderme. C... est plus engourdie qu'hier. P. 80; T. R. 38°,5. Rien du côté des poumons, etc. — *Soir*. Assoupissement. T. R. 38°.

19 *mars*. P. 80 ; T. R. 37°,7. La malade, qui ne gâte plus, a une tendance constante à dormir. L'appétit est revenu. La parole est libre.

21 *mars*. L'amélioration continue. P. 76 ; T. R. 37°,2.

26 *mars*. Depuis la dernière note, C... s'est levée tous les jours. Elle commence à s'occuper un peu, fait son lit, etc. Malgré cela elle est plus hébétée que d'habitude. Elle ne gâte plus. — Du 26 mars au 31 octobre, Chev... n'a rien offert d'extraordinaire. Pas d'accès en avril; 1 en mai; 2 en juin; 10 en juillet; 16 en août; 9 en septembre ; 18 en octobre.

Cette femme, ainsi qu'il est facile d'en juger par le tableau que nous avons donné, n'avait pas d'habitude des accès très-fréquents : sept en 24 heures, tel était le chiffre maximum qu'on avait noté jusque dans ces derniers temps.

Le malaise général que nous avons signalé avant l'apparition des accès n'a rien de spécial à l'état de mal. Souvent, en effet, de semblables symptômes précèdent les crises isolées. Entre autres particularités offertes chez cette malade par l'état de mal, nous relèverons les suivantes : 1° la *paralysie* avec flaccidité des membres du coté gauche; — 2° l'*insensibilité* de la moitié gauche du corps ; — 3° la *déviation* de la face à droite et la rotation des yeux dans le même sens ; 4° la prédominance des convulsions cloniques dans le côté paralysé; — 5° la répétition des accès qui, en quinze heures, arrivent au chiffre de 58; — 6° l'élévation assez rapide de la *température* qui en *quinze heures* atteint 39°,6. (Fig. 34).

Cet ensemble symptomatique ne persiste pas ; bientôt les accès s'éloignent, la température s'abaisse ; la paralysie diminue. Par contre, il est vrai, on voit survenir une contracture du membre supérieur gauche, puis une petite série d'accès ; mais, ces divers accidents ne modifient pas sensiblement la situation.

Après un court amendement, nous voyons se dérouler de nouveaux phénomènes qui constituent, en quelque sorte, une seconde période de l'état de mal épileptique : agitation, cris, excitation maniaque, alternant avec une obtusion profonde; — injection de la face;— sueurs abondantes, *élévation momentanée* mais considérable de la température; apparition des premiers indices du décubitus aigu.

Ces symptômes, d'ailleurs, n'ont qu'une durée éphé-
mère : la température retombe promptement au chiffre
normal et, en même temps, l'obnubilation mentale s'efface
peu à peu. Nous n'insisterons pas davantage ; ces quelques considérations montrent nettement la ressemblance
qui existe, au point de vue de la succession des accidents, entre ce cas et le précédent. Nous terminerons
l'exposé des faits relatifs à l'état de mal épileptique par
l'observation d'une enfant chez laquelle les accès sont
ordinairement très-nombreux.

OBSERVATION XXXIV.

ÉTAT DE MAL ÉPILEPTIQUE ; GUÉRISON.

*Antécédents. — Fréquence habituelle des accès. — État de mal.—
Caractères des accès. — Situation de la malade dans l'intervalle
des crises. — Marche de la température. — Affaiblissement
paralytique à droite. — Amélioration rapide ; retour à la condition habituelle. (Obs. pers.).*

Chal..., Adèle, âgée de 14 ans, est entrée à l'hospice de la Salpêtrière le 26 juin 1864. Voici, sur ses antécédents, les renseignements qui nous ont été donnés par ses parents.

Née à terme, elle a été élevée en nourrice jusqu'à 15 mois. A son
retour à Paris, elle marchait seule. Elle n'aurait pas eu de convulsions. Le langage articulé s'est développé lentement. De 2 à 6 ans
elle a offert une série de manifestations scrofuleuses : abcès sur les
membres, principalement aux coudes ; croûtes dans les cheveux,
puis *teigne*, otites. En raison de ces accidents, elle entra à l'hôpital
Sainte-Eugénie. C'est pendant son séjour dans cet établissement
qu'elle fut prise, pour la première fois, de convulsions. On les at-

tribue à une *peur* amenée par une chute durant des exercices gymnastiques. Les crises, rares d'abord, devinrent de plus en plus fréquentes et, de l'hôpital Sainte-Eugénie, Chal... passa à la Salpêtrière.

. Son *père*, âgé de 57 ans, est bien portant ; il ne commet que rarement des *excès de boisson*. — Sa *mère*, âgée de 45 ans, jouit d'une bonne santé. — Pas de consanguinité. — Chal... a trois frères et deux sœurs. Aucun d'eux n'aurait été atteint d'affections nerveuses. L'aîné a 22 ans, le dernier 3 ans.

Depuis son arrivée à la Salpêtrière, Chal... a eu des accès assez nombreux. Le tableau suivant, qui comprend plusieurs mois de cette année, en donne une idée suffisante.

Janvier. . .	?	Avril. . . .	74	Juillet. . .	184
Février. . .	?	Mai. . . .	?	Août . . .	8
Mars	74	Juin	56	Septembre	4

Souvent, les accès se montrent par séries ; mais, en général, ils sont séparés par un intervalle durant lequel la connaissance revient complétement. Au dire des employées du service, à la perte de connaissance qui est absolue, s'ajoute de l'opisthotonos, puis des mouvements si violents que la malade se fait de véritables plaies aux talons, aux poignets, aux fesses. Ces plaies se cicatrisent assez vite. Les mêmes personnes assurent que les accès se sont modifiés dans leurs caractères depuis quelques jours, tout en devenant plus fréquents. Dans les 12 premiers jours d'octobre on a compté 48 accès ; le 13 octobre, 14 ; le 14, 23 ; le 15, 29. Le 16, Chal... est conduite dans le service de M. CHARCOT où nous avons pu poursuivre l'observation.

16 octobre. Un faible cri initial annonce quelquefois les accès dont nous allons retracer les symptômes principaux. La face devient pâle et se porte de droite à gauche ainsi que le tronc qui se fléchit légèrement ; alors, la convulsion tonique est générale. Les membres supérieurs sont dans l'extension, soulevés au-dessus du lit en se rapprochant vers la ligne médiane du corps. Les doigts sont loin d'avoir toujours la même attitude. Parfois, les 4 derniers doigts sont fléchis sur le pouce qui est allongé et vient se placer entre le médius et l'index ; d'autres fois, les doigts sont fléchis et le pouce est en dehors ; enfin, il est des accès dans lesquels les doigts, écartés les uns des autres, sont dans l'extension à part les phalangettes qui sont fléchies (1). Les membres inférieurs sont étendus. Lorsqu'on ouvre les paupières qui sont d'habitude fermées, on remarque que les yeux sont fortement déviés en haut et à gauche et que les pupilles sont également dilatées. Le cou est roide ; la tête renversée en arrière. A cette période, qui est assez courte, succèdent des secousses cloniques d'ordinaire plus violentes aux membres supérieurs qu'aux inférieurs et plus accusées à droite qu'à gauche. Enfin, la respiration s'opère bruyamment et une écume blanche ou sanguinolente s'écoule des lèvres. Ces accès s'accompagnent quelquefois d'une évacuation d'urine, ce qui n'arriverait pas d'ordinaire.

Dans l'*intervalle des accès*, la malade est dans le décubitus dorsal ; la tête et la face sont inondées de sueurs qui nécessitent de temps en temps le changement de taie d'oreiller. Sur le reste du corps, la peau est simplement moite. La face a sa coloration normale ; les pupilles sont médiocrement dilatées ; la conjonctive oculaire n'est pas injectée ; les lèvres sont en partie recouvertes par un enduit noirâtre.

Les membres sont dans une résolution complète ; soulevés ils retombent comme une masse inerte. Le pincement n'y provoque aucun déplacement ; toutefois la sensibilité n'est pas tout à fait abolie car, au moment des excitations, les paupières s'entr'ouvrent et la face devient rouge.

Il y a plutôt de la stupeur que du coma. Ainsi, la malade écarte les paupières si on lui parle vivement et elle essaie d'allonger la langue quand on le lui demande. On n'obtient, d'ailleurs, aucune parole. Parfois, on observe un strabisme convergent. La déglutition

(1) On voit donc qu'il ne faut pas attacher une trop grande valeur à la position du pouce.

est difficile. Il n'y a pas de rougeur aux fesses. P. petit, à 128 ; R. calme, à 36 ; T. R. 38°,6. Depuis ce matin jusqu'à ce soir 9 heures, époque où la température est prise, Ch... a eu *trente accès* et un certain nombre d'étourdissements.

17 *octobre*. La malade n'aurait eu qu'un accès (?) cette nuit, un autre à 8 heures. A 10 heures, troisième accès. Le thermomètre est placé aussitôt ; au bout de cinq minutes , T. R. 39°,1 ; P. petit, régulier, à 120 ; R. 28. L'accès a duré environ une minute et demie. Écume sanguinolente ; sueurs copieuses à la face. — A 10 heures 45, c'est-à-dire trois quarts d'heure après le dernier accès et alors que la malade était revenue à elle, la température n'était plus qu'à 38°,8 à peine : nous avons donc encore là une vérification de l'élévation de la température sous l'influence de l'accès. — A 11 heures 1[2, accès : T. R. 39°. — A 11 h. 45 nous voyons les pupilles qui étaient normales, se dilater peu à peu. Le thermomètre est introduit dans le rectum. La colonne mercurielle était stationnaire depuis quelques instants lorsqu'un accès survient. Un examen attentif ne nous a nullement fait constater la *dépression* signalée par M. T. Clouston et cependant nous étions dans les meilleures conditions possibles pour l'observer. T. R. 39°,2. *Taches érythémateuses* sur la fesse gauche et sur le sacrum.

Soir. De midi à 5 heures, *quinze accès*. Peau chaude, face brûlante, couverte de sueurs ; pommettes cyanosées. Les yeux sont dirigés en haut et à gauche ; cette déviation n'est pas permanente. Les pupilles sont moyennement dilatées ; la conjonctive oculaire n'est pas injectée. Nystagmus. Narines pulvérulentes ; lèvres un peu décolorées ; gencives humides de même que la langue qui offre un enduit saburral assez épais. Déglutition très-gênée, s'accompagnant du rejet de mucosités par les fosses nasales. Selles après lavement. Les taches érythémateuses ont un peu diminué.

Les membres sont flasques, ceux du côté droit plus que ceux du côté gauche. La sensibilité des premiers est également plus obtuse ; en somme, *affaiblissement paralytique à droite*.

Seizième accès : le pouls s'élève de 144 à 152 et la respiration de

40 à 50; T. R. 39°. — *Traitement :* ventouses scarifiées à la nuque (100 gr.); lavement purgatif, puis 2|4 de lavement avec 0 gr., 50 de sulfate de quinine chacun; sinapismes. — A 8 heures du soir : P. 144 ; R. 46 ; T. R. 39°. (Fig. 35.)

18 *oct.* De 9 heures à minuit, un accès; de minuit à une heure, six accès qui se sont succédé coup sur coup. Ce matin, Ch... est plus éveillée, reconnaît les personnes, demande à boire, etc. De 8 à 10 heures, douze accès, mais moins forts et moins longs que les précédents. P. 120; R. 44; T. R. 39°,2. Les membres du côté gauche se souti ennent mieux qu'hier et mieux que ceux du côté droit. Lorsqu'on pique ou pince la malade, elle cherche à vous écarter avec le bras gauche tandis que le droit demeure immobile. La sensibilité, presque normale à gauche, est encore très-obtuse à droite. — Il n'y a jamais eu de signes de paralysie faciale. Les yeux ont leur direction naturelle. Les pupilles ont leurs dimensions physiologiques ; elles se dilatent seulement *avant* et pendant les accès ; la conjonctive n'est pas vascularisée. Toute trace de rougeur a disparu des fesse s. — 1/4 de lav. sulfate de quinine 0 gr. 50.

Soir. De 10 heures du matin à 2 heures, 28 accès ; de 2 à 7 heures, *rien.* Alors : P. 116 ; R. 38 ; T. R. 39°.

19 *oct.* A partir d'hier soir 7 heures jusqu'à ce matin 5 heures, *onze accès* complets et 29 incomplets. Ceux-ci ont les caractères suivants : déviati on momentanée de la face et des yeux, pâleur du visage, roideur légère du cou avec torsion des bras ; ils ne durent que quelques secondes. Il n'y a ni écume, ni stertor et la connaissance revient aussitôt. Actuellement Ch... est consciente, cause un peu, suit des y eux tout ce qu'on fait autour d'elle, dit avoir faim et demande sa robe afin de pouvoir se lever. Aucune déviation soit de la face, soit des yeux. Pupilles égales, notablement dilatées. Il n'y a plus le moindre indice de paralysie. La parole est toujours gênée. Déglutition facile. La soif, très-vive les jours passés, a bien diminué. L'amélioration est remarquable. P. 80 ; R. 24; T. R. 37°,8. La respiration est un peu bruyante. A l'auscultation, on entend quelques râles muqueux. — Rien aux fesses. Ch... ne gâte plus.

Soir. De 11 heures du matin à 2 heures du soir, dix accès ; — de 2 à 3 h. 1/2, rien ; — de 3 h. 1/2 à 9 heures, 15 accès ordinaires et 12 petits. T. R. 37°,8.

20 *oct*. Dans la nuit, 12 accès et 37 étourdissements. De 7 h. à 8 h. 1/2, 3 accès. De 8 h. 1/2 à 11 h. 1/2, rien ; à ce moment nous notons : P. 88 ; T. R. 37°,8. Même situation qu'hier. Physionomie éveillée. Langue nette, humide ; appétit excellent. Garde-robe après lavement. — Pupilles égales, légèrement dilatées. — *Soir :* De midi à 9 heures, 19 accès et 2 étourdissements. T. R. 38°.

21 *oct*. P. 80 ; T. R. 37°,8. — L'enfant est levée. Elle est faible, se tient mal sur les jambes et, dans la marche, elle ressemble à une personne ivre. Sans cesse, elle réclame à manger. — *Soir*. T. R. 37°,8.

22 *oct*. Elle aurait eu, dit-on, 57 accès dans les 24 heures ; mais il est probable que la veilleuse a confondu les étourdissements et les accès. — Une heure après le dernier : P. 80 ; T. R. 37°,7 à peine. D'ailleurs, nous n'avons à mentionner aucune complication nouvelle.

Soir. De midi à 3 heures, 9 accès ; depuis lors, jusqu'à 6 heures, trois. P. 84 ; T. R. 37°,8. — 1 14 lav. sulf. quinine 0,50 ; sinapismes sur les jambes. — Ch... est peu développée pour son âge. Les seins commencent à peine à grossir et les grandes lèvres ne présentent que quelques poils ; du reste, elle n'est pas réglée. — Elle n'est pas encore guérie de la *teigne* et de temps à autre on l'envoie à l'hôpital Saint-Louis pour se faire épiler. On prétend que, quand les accès augmentent de fréquence, le cuir chevelu va mieux et que de nouveaux boutons apparaissent dès que les accès s'éloignent.

23 *oct*. 27 accès et 20 étourdissements pendant la nuit dernière. De 6 heures du matin à 10 heures, 4 accès, 1 étourdissement. Dans les 24 heures, 53 accès et 24 étourdissements, dans l'intervalle desquels la connaissance est entière. Les accès sont moins intenses, moins longs qu'au début. P. 84 ; T. R. 37°,8.

Du 24 *au* 31 *oct.*, Chal.,. est restée dans la même situation.

Quotidiennement, elle a une trentaine d'accès ou d'étourdissements, surtout la nuit. Les accès actuels n'ont pas tout à fait les
mêmes caractères que ceux qui ont constitué l'état de mal. Nous
observons bien encore, sinon toujours au moins assez souvent, le
cri initial, la perte de connaissance suivie de chute, mais les convulsions cloniques prédominent, sont plus étendues que dans l'épilepsie ordinaire et se rapprochent des mouvements cloniques de
l'hystérie ; enfin, phénomène très-significatif, le retour de la connaissance est aussi prompt que dans l'hystérie. Ces nouveaux symptômes forment un contraste frappant avec ceux que nous avons
consignés après les accès qui ont composé l'état de mal, chez nos
autres malades.

Il s'agit là d'une enfant sujette à de nombreux accès
convulsifs et qui est affectée, à un moment donné, d'état
de mal épileptique. Aussi, ce cas montre-t-il bien la
différence qui existe entre la condition d'une malade
ayant des accès très-répétés, et ce qu'on doit entendre
par l'état de mal épileptique. En effet, tandis que, d'habitude, la connaissance revient après les accès, que, dans
l'intervalle, la malade se lève, joue, se promène, — à la
suite des crises qui font partie de l'état de mal, la connaissance ne revient pas, la parole est suspendue, la
motilité est affaiblie d'une manière générale et arrive,
dans l'un des côtés du corps, jusqu'à l'*hémiplégie*. Les
accès s'accompagnent d'évacuations involontaires, ce qui
est pour ainsi dire exceptionnel dans les autres accès.
Enfin, pendant l'état de mal, la *température* atteint 39° et
39°,2, et se maintient à peu près à ce chiffre entre les
accès, alors que, dans les circonstances ordinaires, elle
ne dépasse pas 37°,8 et 38°. La manière dont les convulsions se succèdent, leur répétition coup sur coup, la

persistance de divers symptômes et entre autres d'une stupeur profonde et de l'élévation de la température entre les accès ou les séries d'accès, nous fournissent des caractères qui ont véritablement quelque chose de spécial.

Chez cette enfant, l'état de mal a été moins grave que chez nos autres malades. En raison même de la fréquence habituelle des accès, on dirait qu'il y a, chez elle, une force de résistance plus grande que chez les autres. Cette innocuité relative s'explique peut-être aussi par une

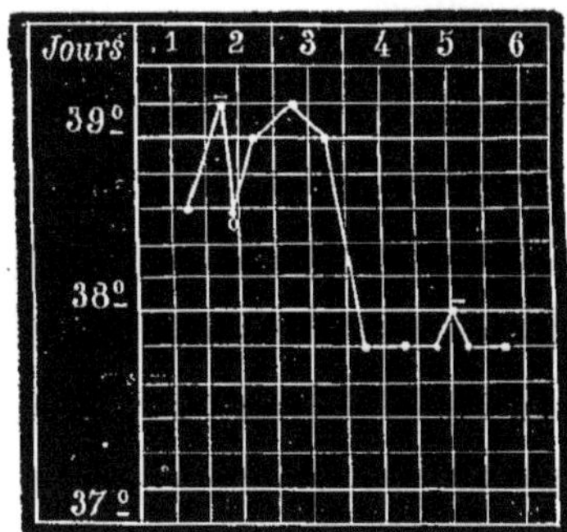

Fig. 35. — Température pendant les accès.
o Température pendant une rémission.

sorte de tendance à l'hystérie, qui nous paraît se montrer chez Chal.. Son agitation choréiforme, ses allures, ont beaucoup de ressemblance avec l'hystérie et nous permettent, sans trop nous aventurer, de prévoir la possibilité d'une modification dans la nature des accidents convulsifs, lorsque s'établira la menstruation.

En ce qui concerne la fréquence du *pouls* et de la *respiration* et surtout la marche de la température, ce fait confirme les enseignements que nous avons tirés des autres observations et la figure 35 en apprendra plus à nos lecteurs que de longs commentaires.

Tous ces faits, croyons-nous, concordent parfaitement

entre eux et, dès maintenant, nous pourrions essayer de tracer le tableau de l'état de mal épileptique. Cependant nous le reporterons à un autre chapitre parce que, l'état de mal hystéro-épileptique étant connu, nous pourrons abréger notre description, principalement en ce qui se rapporte au diagnostic. Voyons donc ce qu'il faut entendre par *état de mal hystéro-épileptique.*

CHAPITRE III

De l'état de mal hystéro-épileptique.

Les documents que nous possédons sur l'état de ma
hystéro-épileptique sont très-restreints et nous aurions
hésité à leur consacrer un chapitre spécial, si nous
n'avions puisé des indications d'une certaine valeur
dans les cas intermédiaires. Nous nous expliquons.

L'élévation de la température que nous avons consignée dans les attaques isolées d'hystérie épileptiforme (1),
pouvait faire supposer *a priori* que la répétition de ces
attaques devait produire une augmentation plus ou moins
considérable de la température. Or, maintes fois, nous
avons pu nous assurer : 1° que moins d'une heure après
la fin de l'attaque, la température était redevenue à peu
près normale; 2° et surtout que chez les malades qui
avaient successivement 2, 3, 4 attaques ou même davan ·
tage, la température ne dépassait pas sensiblemen le
chiffre qu'elle atteignait après une seule attaque. Entre

(1) Chez Legr..., Geneviève, dont nous avons parlé à la page 248,
la température vaginale durant une attaque, le 18 octobre, était à 38°,2.
Le lendemain, dans un moment de calme, elle était à 37°,3. — Chez
Thérèse La..., âgée de 17 ans, la température durant une attaque était
à 38° (15 octobre), à 38°,2 dans une autre (22 oct.) ; à l'état ordinaire, elle est de 37°,5.

ces attaques répétées, formant de petites séries, et l'état de mal hystéro-épileptique complet et prolongé, tel que nous l'avons observé chez la malade dont nous allons rapporter l'histoire, il y a un accord qui justifie dans une certaine mesure les développements dans lesquels nous entrerons et qui, sans cela, seraient assurément aventureux. La lecture attentive de l'observation suivante plaidera, nous l'espérons, les circonstances atténuantes en notre faveur.

OBSERVATION XXXV.

ÉTAT DE MAL HYSTÉRO-ÉPILEPTIQUE

Convulsions dans l'enfance. — Tempérament nerveux. — Frayeur pendant les règles : première attaque hystérique (15 ans). — Attaque violente, suivie d'une paralysie avec contracture des membres du côté droit (20 ans). — Hémi-anesthésie droite. — Hyperesthésie ovarienne droite. — Tympanite. — Influence de la compression de l'ovaire sur les convulsions. — Caractères de la contracture. — Épilepsie spinale. — Description d'une attaque ; élévation de la température et fréquence du pouls — Disparition de la contracture au membre supérieur droit. — État de mal hystéro-épileptique : symptômes, marche, température ; ses différences avec l'état de mal épileptique. — Insuffisance des médications employées. — Disparition de l'état de mal. (Obs. pers.).

C... Joséphine, célibataire, âgée de 24 ans, est entrée à la Salpêtrière le 30 mars 1871 (service de M. CHARCOT)(1).

27 *oct.* La malade est prise à 11 heures un quart d'une attaque *précédée* simplement de *nausées.* La température vaginale

---

(1) Nous avons publié ailleurs toute la partie de l'histoire de cette maladie relative à ses antécédents et à la contracture (Bourneville et Voulet : *De la contracture hystérique*, p. 41).

prise aussitôt était de 37°,6, le pouls très-petit à 128. L'attaque a duré jusqu'à 2 heures quarante-cinq. A 3 heures et demie la température était à 37°,2.

30 *oct.* La malade est prise d'une attaque à 10 heures quarante : dix minutes après, T. V. 37°, 7. — 27 minutes plus tard, T. V. 38°.— A 11 heures, T. V. 38°,1. — A 11 heures quarante-cinq, T. V. 37°,6. La malade est revenue tout à fait à elle.— Mid[i] et demi et midi quarante T. V. 37°,5.

Janv. 1872. La malade prend depuis quelque temps 13 grammes de bromure de potassium. Malgré cette médication, les attaques se répètent à peu près tous les jours.

18 *janv.* Attaque à 9 heures et demie du matin. T. V. 37°,5.

19 *janv.* Depuis hier matin les attaques ont été extrêmement multipliées. Dans l'après-midi, C... aurait eu deux repos d'environ vingt minutes. Dans la soirée, elle aurait dormi durant 1 heure et demie. Les attaques ont alors reparu et n'ont cessé que de minuit à 2 heures du matin. Depuis lors, elles se sont reproduites et sont tellement rapprochées qu'il n'y a guère plus de cinq minutes de répit. Ce matin, pendant une attaque : T. V. 37°,8 ; dans un moment de calme, T. V. 37°,7.

Les attaques ont les caractères suivants : contracture générale, déviation de la face et des yeux vers la gauche, injection considérable de la moitié inférieure de la conjonctive oculaire ; pommettes rouges, également brûlantes, un peu violacées; parfois la moitié droite de la lèvre inférieure ou la langue s'interposent entre les mâchoires. Les doigts sont fermés, les pouces placés en dehors. Les membres inférieurs, et surtout le droit, sont animés de secousses convulsives. Écume non sanglante. Dans un moment de repos : P. 100; T. V. 37°,8. Après une attaque T. V. 37°,9.

Du reste, l'aspect symptomatique est très-changeant. Quelques accès sont précédés d'un seul cri rauque, ou bien de plusieurs cris plaintifs. Dans d'autres accès, la face, primitivement dirigée vers le côté gauche, se porte lentement vers la droite; dans d'autres, outre les phénomènes précédents, on observe *des mouvements du bassin* et *de grands mouvements cloniques ;* d'autres fois, enfin, la malade porte la main à sa gorge, comme si elle voulait enlever un obstacle qui l'étouffe. La *compression énergique de la région ovarienne droite* suspend momentanément les convulsions ; mais elles reparaissent quelques secondes après qu'on a cessé cette manœuvre. De 10 heures à 11 heures 15, elle n'a eu qu'un répit de 2 ou 3 minutes pendant lequel elle a demandé à boire.— *Soir* : T. R. 37°,7.

20 *janv.* C... a eu des séries d'accès séparées par des intervalles de calme ne dépassant pas une demi-heure, si ce n'est durant la nuit : ainsi, elle a été tranquille de une heure à 5 heures du matin. Actuellement la malade est dans une période convulsive. Les phénomènes sont à peu près les mêmes qu'hier. Les pommettes sont rouges et chaudes, la gauche plus que la droite. P. 96 ; T. V. 37°,8, à peine. Pendant une rémission, nous voyons la congestion des conjonctives disparaître en grande partie. La malade cause parfaitement ; elle s'est levée pour uriner ; *jamais elle ne gâte et il n'y a pas la moindre stupeur : ce sont là deux traits distinctifs importants entre les accidents qu'elle présente et l'état de mal épileptique.* Alors aussi nous constatons que la langue est mordillée et que la moitié droite de la lèvre inférieure est mâchonnée. Bientôt les convulsions se reproduisent. A la fin du second accès de cette série T. V. 37°,9. — *Soir* : T. R. 38°,4. On peut évaluer à 150 au moins le nombre des attaques.

21 *janv.* Hier soir la malade s'est levée pour aller à la garde-robe. Dans la journée, les temps d'arrêt n'ont guère dépassé quinze à vingt minutes ; durant la nuit, ils ont été assez longs (2 et 4 heures). Depuis 5 heures du matin, les séries n'ont été séparées que par des repos de cinq à six minutes.

Les *rémissions* offrent les caractères suivants : la malade commence à parler, alors que persiste encore la contracture du cou et des membres, la déviation de la face et des yeux. Au bout de quelques secondes, la contracture des membres, sauf celle du membre inférieur droit, s'efface tout à fait et bientôt, la face et les yeux ont leur direction naturelle. La malade s'assied, cause, rit, absolument comme si elle n'avait rien éprouvé. La physionomie reprend son expression habituelle. Ce n'est que par exception qu'on note des pleurs. Dans ces moments, C... se plaint de douleurs à la tête, dans le flanc et le membre inférieur du côté droit.

Nous assistons maintenant à une nouvelle série d'attaques, et nous voyons de nouveau la compression de la région ovarienne droite suspendre assez rapidement les convulsions. Cette influence est surtout manifeste et prompte pour les convulsions des membres inférieurs. P. 120; T. V. 38°,1. — On a fait hier trois injections sous-cutanées de sulfate d'atropine au 60°. Aujourd'hui application d'une vessie de glace sur le flanc droit. — *Soir :* T. R. 38°.

22 *janv.* Depuis hier 11 heures jusqu'à 8 heures du soir, les accès se sont succédé sans relâche. Après 1 heure de calme, ils ont repris et ont continué jusqu'à ce matin (7 heures). A ce moment la malade est revenue à elle et s'est levée pour aller à la selle. A peine était-elle recouchée qu'une nouvelle série a éclaté. T. V. 38°,5. En se basant sur ce qu'on observe pendant deux heures, la malade aurait environ 200 attaques dans les 24 heures.

A 10 heures et demie, rémission. C... bavarde sans cesse et présente une légère excitation. Elle se rappelle qu'on a comprimé son ventre et que cette pression était douloureuse. Les morsures de la lèvre sont couvertes de dépôts jaunâtres. — Pas de rougeurs sur les fesses. Les règles, apparues ce matin, coulent assez bien. Durant cette rémission P. 96; T. V. 38°,2. Nouvelle série. On remarque autour du cou une sorte d'éruption érythémateuse diffuse. — *Traitement* : 4 quarts de lavement avec sulfate de quinine 0gr,75. — *Soir :* T. V. 38°.

25 *janv.* Les accès ont continué; toutefois, les intervalles de repos ont été plus fréquents. T. V. 38°. — *Soir.* T. R. 37°,9.

Les *séries* se composent de deux sortes de phénomènes : 1° un état de contracture générale, 2° des convulsions.

1° *Tétanisme général.* La face est tournée vers la gauche; les globes oculaires, dirigés en haut et à gauche, sont en partie cachés par la paupière supérieure; les mâchoires sont assez serrées; le cou est roide; les membres supérieurs sont allongés, roides, les doigts, fortement fléchis. Le membre inférieur gauche est modérément contracturé, le droit l'est beaucoup plus, et, en outre, il est affecté de tremblement. C'est sur cet ensemble de symptômes que viennent se greffer les convulsions,

2° *Convulsions.* Elles présentent plusieurs variétés.

a) Le strabisme augmente et la déviation de la face vers la gauche est plus accusée; la contracture des membres, avec pronation forcée, devient encore plus forte; le tronc se soulève à demi; les membres inférieurs, sont extrêmement rigides et animés de petites secousses tétaniques. Cette phase dure de vingt à trente secondes, et semble se prolonger à mesure que les accès se répètent. Puis la malade retombe sur le dos, la respiration est stertoreuse, ronflante et accompagnée parfois d'une espèce de cri plaintif; enfin, on voit une écume assez abondante s'écouler de la bouche.

b) Quelquefois, les convulsions au lieu d'exagérer la tendance du corps à se porter vers la gauche, l'entraînent à droite. Le corps entier décrit, pour ainsi dire, autour de son axe un demi-cercle et passe du décubitus latéral gauche au décubitus latéral droit. A la fin de ces crises, le corps revient à l'état de tétanisme général que nous avons décrit.

c) D'autrefois, après l'exagération du tétanisme, il survient des convulsions rapides des paupières, quelques mouvements convulsifs de la face, puis des secousses cloniques des membres supérieurs. Ces accès, qui se rapprochent beaucoup des accès épileptiques, finissent par de l'écume à la bouche, et la malade paraît tomber dans un coma momentané.

d) Enfin, il est des accès qui ont un véritable cachet d'hystérie : mouvements du bassin, spasmes du diaphragme, éructations, constriction laryngée, etc.

A la fin de ces diverses variétés d'accès, mais en particulier des trois premières, la face devient rouge et se couvre de sueurs. Jamais il n'y a d'évacuations involontaires; jamais non plus, on n'observe de dilatation des pupilles, ainsi que cela a lieu dans l'état de mal épileptique (1).

____

(1) Ce phénomène n'est peut-être pas absolu.

24 *janv.* Même état. T. V. 37°,7. — *Soir*: T. R. 37°,4.

25 *janv.* T. V. 38°. — *Soir*: T. R. 37°,6.

26 *janv.* T. V. 37°,8. — *Soir*: T. R. 37°,4.

Du 23 janvier au 31 mars 1872, le tableau symptomatologique ne s'est pas modifié d'une manière sensible. Les séries d'accès ont varié de huit à quinze par jour, avec des rémissions plus ou moins longues, mais ne dépassant que par exception 2 heures de durée, du moins pendant le jour. Outre les *moyens thérapeutiques* indiqués plus haut, M. Charcot a eu successivement recours à l'anesthésie avec le *chloroforme*, jusqu'à résolution complète, à l'*opium*, à l'*asafœtida* (10 à 12 grammes par jour en lavements et en potion), aux injections sous-cutanées de *sulfate de strychnine* (3 milligrammes). Tous ces agents, de même que le bromure de potassium dont la malade, au moment du début des accidents, prenait 13 grammes par jour, ont été impuissants à enrayer les convulsions.

Pendant tout ce temps également, la température n'a guère changé: elle a oscillé entre 37° et 38°,4. — (Voy. Fig. 36.) Les *urines* ont conservé leurs caractères normaux et ont été à peu près aussi abondantes qu'à l'état physiologique.

A partir du mois d'avril, les attaques sont devenues moins fréquentes et vers la fin de ce mois, C.,,. était revenue à sa condition ancienne, n'ayant plus qu'une ou deux crises par jour et quelquefois un répit d'un ou deux jours.

Dans une attaque à laquelle nous avons assisté le 20 octobre, C.... a offert des convulsions cloniques beaucoup plus violentes qu'autrefois, principalement aux membres inférieurs. La compression ovarienne a mieux suspendu l'attaque que d'ordinaire. La température prise quand la connaissance était déjà revenue était à 38°,1 et le pouls à 120.

Ainsi voilà une malade en proie, pendant trois mois, à des accidents convulsifs violents, presqu'incessants, qui, malgré cela, ne présente à proprement parler aucun indice de fièvre : durant toute cette longue période, la

température n'a pas dépassé 38°,5 ; elle n'a même atteint qu'une seule fois ce chiffre, oscillant le plus ordinairement entre 38° et 37°,8 (fig. 36). Ce maintien de la
température à un chiffre bas a une valeur capitale au
point de vue du diagnostic de l'état de mal épileptique et
de l'état de mal hystéro-épileptique.

« Chez cette malade, dont les crises ont un cachet
épileptiforme si prédominant et si fortement accentué... l'*état de mal*, dit M. Charcot, a été porté au plus haut degré

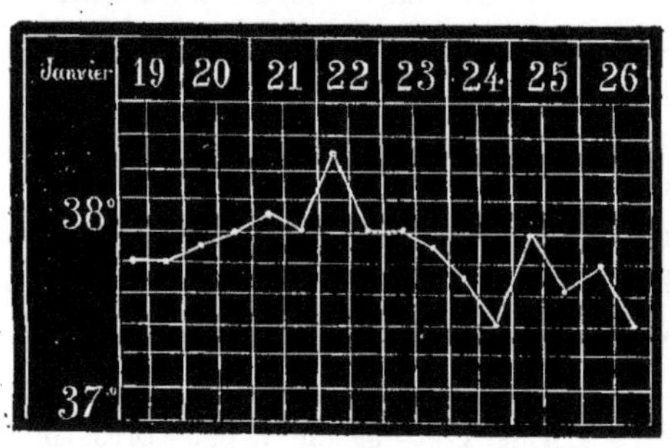

Fig. 36.

d'intensité. Ainsi, le **22** janvier entre autres, les convulsions épileptiformes se sont succédé sans interruption depuis neuf heures du matin jusqu'à huit heures du
soir ; de huit à neuf heures, il y a eu un temps de repos,
puis les attaques ont repris comme de plus belle, sans le
moindre retour à la lucidité et ont persisté à peu près
pendant le même espace de temps. On peut, d'une manière approximative, évaluer sans exagération le chiffre
des attaques d'hystérie épileptiforme qu'elle a éprouvées
à cette époque, dans l'espace d'un jour, à **150** ou **200** environ (1). »

(1) Leçon sur l'*Hystéro-épilepsie*, in *Revue photogr. des hôpitaux
de Paris*, 1872, p. 282.

Il est bien évident que si l'on avait eu affaire à un état de mal épileptique, les choses auraient pris une toute autre tournure. Mais il est encore différents symptômes qui méritent une mention spéciale. La santé générale n'a point paru souffrir, bien que la malade ne prit que fort peu de nourriture, surtout dans les premières semaines : nous n'avons pas remarqué d'amaigrissement notable. Jamais nous n'avons observé le moindre signe de *décubitus;* jamais, non plus, Cot... n'a eu d'évacuations involontaires et, comme nous l'avons consigné dans le cours de son observation, elle profitait, pour satisfaire ses besoins, des courts moments de répit que ses attaques lui laissaient.

Enfin, durant l'état de mal, la situation mentale de cette jeune fille ne différait pas sensiblement de ce qu'elle était auparavant. Entre les *séries* convulsives, la nature hystérique de l'affection reparaissait dans tout son jour, ainsi que M. Charcot nous l'a fait maintes fois remarquer. A peine revenue à elle, et pour cela quelques instants suffisaient, C..... cherchait à remédier au désordre de sa toilette : elle se peignait, refaisait ses frisures, replaçait le ruban qu'elle mettait d'habitude dans ses cheveux, le changeait même afin de ne pas arborer toujours la même couleur; elle se mirait, etc. Ajoutons encore que sa façon de parler, ses propos, offraient alors, de même qu'à l'état normal, un certain cachet d'érotisme.

Se basant sur la conservation de la santé physique, sur la persistance de la température à un chiffre presque physiologique, on était rassuré sur la terminaison proba-

ble de l'état de mal et, dans tous les cas, on était loin
d'avoir les craintes qu'il aurait inspirées s'il se fut agi
d'une véritable épileptique. Toutefois, il importe de ne
pas pousser la quiétude trop loin. « Il n'est pas, en effet,
sans exemple, enseigne M. Charcot, que l'hystérie se
soit, pendant la phase convulsive, terminée par la mort.
A la vérité, ce sont presque toujours des attaques *dyspnéi-*
ques qui amènent ce triste résultat (1) ; mais, je le répète,
les attaques convulsives elles-mêmes peuvent y con-
duire. » Et M. Charcot a rappelé, à ce propos, une observation de Wunderlich que nous allons mettre sous
les yeux de nos lecteurs, d'après la traduction faite par
notre ami E. Teinturier.

OBSERVATION XXXVI

ÉTAT DE MAL HYSTÉRO-ÉPILEPTIQUE; MORT

Huit semaines de convulsions hystériformes à marche apyrétique
et sans danger apparent. — Revirement fâcheux et subit, sans
augmentation d'intensité des convulsions. — Mort au bout de
quelques heures avec une température de 43° C. — Autopsie.
(QUINCKE, Archiv. der Heilkunde, 1864.)

Anna Vogel, 19 ans, servante, menstruée deux fois dans les derniers 14 jours avant de tomber malade, d'ailleurs bien portante, fut
prise, pour la première fois, le 13 août 1855, soi disant après une
vive réprimande, de convulsions qui se répétèrent le 17 au soir et le
13 au matin et remplirent presque sans interruption la nuit du 18
au 19. Entrée le 19 à midi, elle présenta à minuit, dans le bras gau-

(1) Briquet. *Traité clinique et thérapeutique de l'hystérie*, p. 383
et 538.

che, où l'on avait constaté de la paralysie, mais pas d'insensibilité, des soubresauts modérés ; puis elle éprouva un sentiment d'angoisse, poussa un léger cri, et éprouva des convulsions d'abord dans la moitié gauche de la face, puis dans la droite aussi ; la bouche était ouverte, les paupières alternativement ouvertes et fermées, le globe de l'œil fortement tourné en haut. Puis survinrent dans les extrémités inférieures et le bassin de violentes et rapides convulsions cloniques projetant ces parties en avant, en arrière et de côté. La face devint cyanosée et l'écume sortit de la bouche. Au bout d'une minute, respiration profonde, suspirieuse et relâchement des membres et de la face. Ensuite sommeil paisible en apparence ; enfin bâillement, ouverture des yeux et retour de la conscience après 6 minutes.

La malade est en bon état, sa langue un peu chargée, la température à 38°, 12, le pouls à 140 (après l'accès). Rien d'anormal. Elle dit seulement ne pouvoir remuer le bras gauche, et demande qu'on ne le touche pas, parce que autrement elle aurait des convulsions. Cependant elle serre fortement de la main gauche.

Dans la nuit du 19 au 20, 6 accès et dans la journée du 20, 7. Pas d'albumine dans l'urine ; fort sédiment urique. Langue chargée. Température matin et soir 38°, 12 ; pouls 132 ; R. 24-32. Dans la nuit du 20 au 21, 7 accès ; 13 jusqu'au matin du 22. Température 37°, 75 ; selles normales ; léger trouble albumineux de l'urine.

Les jours suivants de 8 à 16 accès par jour. État supportable d'ailleurs ; pas d'élévation notable de la température (le plus souvent normale, jamais au-dessus de 38°, 12, sauf un soir à 38°,75) ; pouls ordinairement au-dessus de 112, langue chargée. Le 26, éruption miliaire, confluente, en vésicules, au bout des doigts. Urine chargée de phosphates, sans albumine. Dans les accès, tantôt elle perd connaissance, tantôt ne la perd pas ; crie quelquefois beaucoup. La sensibilité persiste dans le bras et la jambe gauches.

7 septembre. — Les accès deviennent plus fréquents, durent plusieurs jours sans interruption ; pendant les accès, elle parle souvent ou crie. Évacuations fréquentes d'urine et de matières dans le lit. Amélioration, puis état stationnaire jusqu'au 2 octobre au soir, où la malade offre un aspect de *collapsus* marqué. Dans la nuit du 3, pas d'accès particuliers. Au matin, agitation des bras, strabisme divergent. La tête penche en avant et à gauche, connaissance conservée, légère cyanose. A partir de 10 heures impossibilité d'avaler ; à 12 heures trismus ; à 1 heure 3/4 : fortes convulsions respectant la tête ; pouls extrêmement fréquent, température 41°, 87, forte cyanose, écume à la bouche, râle trachéal. Mort à 2 heures 1/4 : température 43°. Un quart d'heure après, T. 42°, 75.

AUTOPSIE. — Corps en bon état ; larges taches cadavériques aux endroits déclives ; pas de rigidité musculaire. Le crâne et ses viscères gorgés de sang ; circonvolutions postérieures un peu aplaties ; substance cérébrale un peu dure. Léger épaississement trouble de la *pie-mère* de la base. Cavités cérébrales de capacité à peu près normale, à parois de consistance ordinaire. *Pont* et *moelle* injectés de sang rouge, grisâtre, sale. — *Poumons* injectés et œdématiés. — *Cœur* normal ; *foie* graisseux çà et là, exsangue ; bile claire et brun foncé. — *Rate* petite, molle, brun pâle, exsangue. — *Estomac* dilaté, d'ailleurs normal, comme les intestins. — *Reins* fortement gorgés de sang ; concrétion du volume de la moitié d'un pois dans un calice du rein gauche. *Utérus* normal. *Kystes* nombreux de la grosseur d'un pois dans les *ovaires.*

L'issue fatale, survenue ici d'une façon inopinée, justifie pleinement les réserves posées par M. Charcot. Quant à la réalité de l'hystérie, elle est trop évidente pour que nous ayons besoin d'insister. Les détails de l'observation montrent aussi les nombreuses analogies qui existent entre notre malade C..... et la malade qui en fait l'objet.

Pour terminer notre tâche, en ce qui concerne l'épilepsie et l'hystérie, il ne nous reste plus qu'à essayer une ébauche nosologique de l'état de mal épileptique : c'est ce que nous allons tenter dans le chapitre suivant.

CHAPITRE IV.

De l'état de mal épileptique.

Définition.— L'*état de mal épileptique* est caractérisé, avons-nous dit plus haut : 1° par la *répétition* en quelque sorte incessante *des accès* qui souvent deviennent subintrants ; 2° par un *collapsus*, variable en degré, pouvant arriver jusqu'au coma le plus absolu, *sans retour de la lucidité;* 3° par une *hémiplégie* plus ou moins complète et passagère ; 4° par la fréquence du pouls et de la respiration ; 5° et surtout par une *élévation considérable* de la température, *élévation qui persiste dans les intervalles,* d'ailleurs brefs, *des accès convulsifs.*

Symptomes. — *Prodromes.* Aucun phénomène spécial ne semble annoncer l'état de mal. Dans les jours qui le précèdent immédiatement, on n'observe point, par exemple, une plus grande fréquence des accès. Nous arrivons donc d'emblée à la description des symptômes qui le caractérisent. Ces symptômes, selon nous, sont susceptibles d'être divisés en deux périodes : 1° une période d'état ou période convulsive; 2° une période consécutive ou méningitique.

Période convulsive. — Les *accès* se succèdent rapidement, ne laissant aux malades qu'un répit de plus en plus court; par moments même, ils deviennent véritablement *subintrants.* Considérés isolément, ils ne présentent aucun symptôme particulier, si ce n'est toutefois qu'il n'est pas rare que la phase terminale ou de stertor soit brusquement interrompue par de nouvelles convulsions.

Mais ce qu'il nous importe le plus d'examiner, ce sont les symptômes que l'on observe en plus des accès, et qui *persistent dans les intervalles des convulsions* ou après qu'elles ont cessé. Le *pouls* est régulier, mais petit et précipité; la *respiration* est fréquente, laborieuse, sans que, le plus souvent, l'auscultation dénote le moindre bruit anormal. La *température* nous fournit une indication d'autant plus précieuse qu'elle est constante : à partir du début des accidents, la température s'élève et atteint un chiffre considérable, 40, 41 et même 42°. D'ailleurs, nous reviendrons plus loin sur ce point qui exige de plus longs développements.

A ces phénomènes s'en ajoutent d'autres qui ne méritent pas moins d'attirer l'attention. La *peau* est le siége d'une chaleur intense, mordicante. La *face* est chaude, couverte de sueurs abondantes, visqueuses. Les globes oculaires, déviés soit à gauche, soit à droite, sont atteints d'un *nystagmus* qui s'accuse davantage à l'origine et dans le cours des accès qui viennent se greffer en quelque sorte sur les symptômes que nous décrivons. Les *pupilles*, également ou inégalement dilatées, parfois perdent en partie leur contractilité. Sous ce rapport, on note, du reste, de nombreuses variations. Dans la majorité des cas, la conjonctive ne nous a point paru s'injecter, et, lorsque ce phénomène se produit, il est plus tardif et plus léger que dans l'état de mal hystéro-épileptique,

ou même que dans les attaques isolées, mais violentes,
d'hystérie épileptiforme.

Les narines deviennent pulvérulentes. Les pommettes
et les lèvres sont cyanosées. La langue, d'abord saburrale, se couvre promptement d'un enduit sec et brunâtre.
La *déglutition* s'opère d'une façon de plus en plus difficile.
La *constipation* est à peu près la règle et souvent on ne
parvient pas à la combattre, même en employant des
purgatifs énergiques, entre autres l'huile de croton (1).
L'excrétion urinaire est involontaire, même chez les
malades qui d'ordinaire ne gâtent pas durant leurs accès.

Dans la plupart des cas, nous avons observé une *hémiplégie* occupant indistinctement l'un ou l'autre des côtés
du corps. Alors que, après les premiers accès on n'avait
remarqué aucune différence entre les deux moitiés du
corps, tant au point de vue de la sensibilité qu'à celui
de la motilité, on constate bientôt, les accès continuant,
une hémiplégie plus ou moins complète. Dans le côté
paralysé, les diverses excitations auxquelles on a recours
provoquent tout au plus quelques mouvements réflexes.
Soulevés, les membres retombent comme une masse
inerte; tout mouvement spontané paraît avoir disparu.
Du côté de la face, nous avons à relever une paralysie
intéressant d'ordinaire la moitié correspondant à l'hémiplégie, une rotation de la face et une déviation conjuguée des yeux vers le côté demeuré sain.

Les *fonctions sensorielles* et *intellectuelles* sont pour ainsi
dire totalement abolies. La sensibilité générale est très-

(1) C'est là, du reste, un phénomène que l'on trouve consigné dans
un grand nombre d'affections du système nerveux.

émoussée et souvent les pincements énergiques, les piqûres, etc., ne suscitent que des mouvements réflexes peu accusés, même dans les membres non paralysés. Les malades sont dans une stupeur profonde qui va souvent jusqu'au *coma*.

Plusieurs malades nous ont offert des *contractures* affectant soit les muscles des mâchoires, qui étaient alors fortement serrées l'une contre l'autre; soit les muscles du cou, ce qui imposait une attitude vicieuse à la tête; soit les muscles des membres qui étaient tantôt dans la flexion, tantôt dans l'extension. Très-variables quant à leur siége, ces contractures ne l'étaient pas moins sous le rapport de leur degré et de leur durée. Rien n'annonçait qu'il existât un lien entre elles et la paralysie. Ces différentes contractures se sont produites surtout après la cessation des accès ou lorsque déjà ils s'éloignaient de plus en plus. Aussi n'aurions-nous pas hésité à les ranger parmi les symptômes de la période dite méningitique, si, dans le cas de Pich... (Obs. XXXI) elles n'étaient survenues au milieu même de la période convulsive, la seule, d'ailleurs, qui ait été observée chez cette malade.

Mais, de tous les symptômes qui constituent l'état de mal épileptique, le plus important, après la *multiplicité* des accès, est assurément l'*élévation de la température*. Les tracés thermométriques qui accompagnent nos observations nous permettent de nous borner à un aperçu général.

Nous avons vu (page **243**) que, sous l'influence des *accès isolés* d'épilepsie, la température s'élevait dans une certaine mesure et que, peu de temps après, 20, 30 minutes, etc., elle revenait au chiffre normal pour subir de nouvelles oscillations si de nouveaux accès venaient à se produire. Qu'il y ait cinq, dix accès ou même davantage en vingt-quatre heures, dès lors que le malade, reprenant connaissance, se retrouve bientôt dans sa situation habituelle, l'élévation de la température ne se maintient pas.

Dans l'*état de mal épileptique*, la température s'accroît aussi dès les premiers accès; mais, au lieu de redescendre au chiffre physiologique, elle lui reste supérieure et, au fur et à mesure que les accès se multiplient et surtout que, dans les intervalles qui les séparent, les facultés intellectuelles et sensorielles s'affaiblissent de plus en plus jusqu'à paraître même abolies, la température monte et cette ascension s'effectue avec une grande rapidité, puisque, en quelques heures, la température peut atteindre 40°, 41°, etc. Telle est la marche de la température dans la phase d'augment de cette période.

L'état de mal épileptique peut se limiter à cette période, soit que la malade succombe, soit qu'elle guérisse. Que se passe-t-il alors, selon qu'on observe l'une ou l'autre de ces terminaisons? Le cas de Pich... nous fournit des renseignements pour le premier mode de terminaison. Dans les dernières heures de l'existence de cette malade, les accès ont été si nombreux qu'il a été impossible de les compter. La température, *quatre heures avant la mort*, était déjà à 41° (1). Le corps était inondé d'une sueur

(1) La température a dû s'élever au delà de ce chiffre puisque 2 heures après la mort, elle était encore à 44°. (Voy. p. 277.)

visqueuse ; la cyanose était extrême. La mort, ici, paraît avoir été amenée par la violence et la répétition des convulsions. Nous devons dire, cependant, que, dans ces cas, les accès disparaissent quelque temps (une heure ou deux) avant la mort (Fayad..., Pich...) et que la température n'en continue pas moins de croître.

Chal... (Obs. XXXIV), au contraire, a guéri. La stupeur s'est dissipée ; la connaissance est revenue ; la température est retombée promptement à 37°,8, et l'enfant s'est retrouvée bientôt dans sa situation ordinaire.

Toutefois, il est exceptionnel que les choses se passent de la sorte ; le plus souvent, à la première période, succèdent les accidents que nous allons maintenant décrire.

Période consécutive ou méningitique. — Les accès sont de plus en plus rares, puis cessent. L'ébranlement qu'ils ont produit dans l'organisme donne lieu à un ensemble de symptômes qui répond en grande partie à ce que certains auteurs, et entre autres M. Delasiauve, ont décrit sous le nom de *congestion méningitique.*

L'intelligence est plus ou moins gravement atteinte. Les malades sont plongés, tantôt dans une profonde hébétude (stupidité épileptique), tantôt dans un véritable état comateux. Par instants, — et c'est là un phénomène qui n'a presque jamais fait défaut dans nos observations, — on voit cette dépression intellectuelle et physique remplacée momentanément par une agitation maniaque souvent assez violente pour nécessiter l'emploi de la camisole. Parfois aussi, cette excitation s'accompagne d'hallucinations.

La nutrition est troublée. La peau est terreuse, sèche; les joues se creusent; les yeux se cernent et paraissent enfoncés dans les orbites. Le corps entier est plus ou moins amaigri (Chevall..., Dum..., Parm...). Cette dépression des forces — qui est habituelle — tranche avec l'exagération musculaire que les malades déploient durant les paroxysmes maniaques. A cet ordre de symptômes se rattachent les lésions du décubitus. En effet, c'est surtout à cette période qu'elles progressent dans les cas malheureux. Ces lésions, du reste, se montrent à des degrés divers, depuis une simple tache érythémateuse jusqu'à une nécrose plus ou moins étendue du derme.

Le siége des lésions du décubitus dans l'état de mal épileptique n'a pas la fixité qu'on observe dans l'hémorrhagie ou le ramollissement du cerveau. Ainsi, on trouve les taches érythémateuses, les plaques violacées ou les eschares proprement dites : 1° à la région sacrée; 2° sur les fesses; 3° sur les plis interfessiers; 4° au niveau des grands trochanters. Elles peuvent occuper simultanément, chez la même malade, ces différentes régions.

Parallèlement à ces symptômes, la température, qui avait baissé après la disparition des accès, subit une nouvelle ascension : trois fois nous avons pu constater d'une manière très-nette cette modification de la courbe thermométrique.

La figure 34 concernant la malade Chevall.,., qui a eu un état de mal de moyenne intensité, se compose de deux segments bien distincts et qui justifient la division en périodes que nous avons établie. — Dans le premier segment, qui appartient à la période convulsive, la température s'élève à 38°, puis à 39°,6 pour descendre ensuite à 37°,8. Le pic (39°,6) correspond au maximum des accès. — Dans le second segment du tracé, nous voyons la température monter, mais beaucoup plus lentement que dans le premier, de 37°,8 à 40°,4, et enfin retomber assez vite à 37°,2 : ce segment représente le tracé thermométrique de la période consécutive ou méningitique. — Les détails de ce cas contribueront, croyons-nous, à rendre plus claire et plus démonstrative la description qui précède (1).

Au point où nous en sommes de la période consécutive, deux conditions peuvent se présenter : ou bien les symptômes que nous avons énumérés s'exaspèrent, la dépression des forces fait de rapides progrès, le coma devient absolu, et les malades succombent (Dum..., Parm...); ou bien le collapsus diminue, les fonctions digestives se rétablissent, la langue s'humecte, se nettoie, l'appétit renaît, les garde-robes se régularisent ; les fonctions de la peau s'accomplissent normalement, et, après avoir offert, pendant quelques jours de l'incertitude dans les actes, les malades recouvrent la santé, ou, tout au moins, reviennent à leur état ordinaire,

Dans le premier cas, la température arrive à 42°,1 (Fayad...), à 41° (Dum...; Parm...); dans le second, elle baisse assez promptement, et regagne le chiffre physiologique (Rév..., Chal..., Chev...).

(1) On retrouve des particularités à peu près identiques dans le tracé de l'observation XXXII (p. 284).

Si l'on cherche à vérifier la réalité de ces périodes chez nos malades, on trouve que la première période a seule existé chez Fay..., Pich... et Chalus; que les deux périodes se sont succédé chez Dum..., Rév..., Chev... et Parmen... Des trois malades du premier groupe, deux ont succombé. Quant à l'autre, Chal..., l'état de mal épileptique s'est présenté chez elle dans des conditions spéciales qui rendent un compte suffisamment exact de l'absence de la seconde période. Des malades du second groupe, deux sont mortes (Dum... et Parm...); les deux autres ont guéri.

MARCHE, DURÉE, TERMINAISONS. — *L'état de mal épileptique* a d'ordinaire une marche rapide. La période convulsive ne peut pas se prolonger sans mettre la vie du malade en grand danger. Quant à la seconde, elle peut persister un peu plus longtemps, il est vrai, mais toujours sa durée est assez circonscrite. Le résumé suivant est très-explicite à cet égard :

Fayadat. . . .	4 jours.	Mort.
Dum.... . . .	9 —	Id.
Pich...	3 —	Id.
Parm.... . . .	5 —	Id.
Rév...	5 —	Guérison.
Chev...	9 —	Id.
Chal...	4 —	Id.

Ainsi la *durée* de l'état de mal épileptique, qu'il ait présenté les deux périodes réunies ou seulement la période convulsive a été de 3 à 9 jours. La période convulsive, dans les cas où elle a seule existé, a varié entre un et trois jours. — Quatre fois sur sept, l'état de mal épileptique a eu une issue fatale.

Diagnostic. — Nous exposerons, en premier lieu, les caractères qui permettent de différencier l'*état de mal épileptique* de l'*état de mal hystéro-épileptique*. Dans les deux cas, les accidents convulsifs sont très-fréquents ; mais, tandis que, dans le premier, la température s'élève rapidement et atteint un chiffre hyperpyrétique, dans le second, elle ne dépasse guère 38°. L'état de mal épileptique s'accompagne en outre d'une perte de connaissance continue, d'évacuations involontaires, d'hémiplégie, des symptômes du décubitus aigu ; tandis que, dans l'état de mal hystéro-épileptique, tous ces phénomènes font défaut : la connaissance revient dans l'intervalle des crises ; les malades ne gâtent pas et ne présentent aucune des lésions du décubitus.

Entre l'*état de mal épileptique* et l'*état de mal éclamptique*, il existe de nombreuses analogies : la température subit la même ascension rapide ; les accès se ressemblent presque en tout point, car le cri initial, auquel certains auteurs attribuent une véritable valeur, s'il manque toujours dans les accès éclamptiques, fait aussi très-souvent défaut dans les accès épileptiques. Aussi croyons-nous que le diagnostic peut se baser seulement sur les antécédents. S'il s'agit d'un état de mal épileptique, on aura les accès antérieurs, l'absence d'albumine dans les urines, l'absence de grossesse. — Dans l'état de mal éclamptique, on notera, au contraire, l'existence de la grossesse, arrivée le plus communément à son dernier mois, la présence de l'albumine dans les urines, fréquemment aussi la concomitance d'œdème des membres, de bouffissure de la face, enfin l'absence d'accès convulsifs antérieurs. Il restera toujours, il est vrai, le cas d'une femme épileptique enceinte; mais alors, l'examen des urines, l'œdème, pourront servir à élucider le problème. Ajoutons encore que, dans la grande majorité des cas, les épileptiques enceintes ne paraissent pas sujettes à des accidents éclamptiques; c'est, au moins, ce qui semble ressortir des renseignements que nous avons pris à la Salpêtrière.

Pour tout ce qui a trait à l'*urémie éclamptique*, laquelle s'observe à tous les âges, nous avons un moyen de diagnostic ayant, selon nous, la plus grande importance. Supposons qu'il s'agisse d'un enfant épileptique. Si l'on a affaire à l'*état de mal épileptique*, ainsi que cela a eu lieu chez Chal..., la température montera rapidement, et si les accidents sont très-graves, cette élévation deviendra considérable. D'un autre côté, l'enfant est-il atteint d'*urémie éclamptique*, et nous en avons rapporté plus haut des exemples, la température, en dépit de la multiplicité des convulsions, malgré le coma, etc., *descendra* peu à peu au-dessous du chiffre normal, et pourra arriver même au-dessous de 30°.

La température, dans ces conditions, nous fournit donc un élément de diagnostic dont il nous paraît difficile de nier la valeur.

Anatomie pathologique. — Dans les services consacrés spécialement aux épileptiques, soit à Bicêtre, soit à la Salpêtrière, nous avons eu l'occasion de faire l'autopsie d'un certain nombre de malades ayant succombé à un état de mal épileptique. Mais, tout en utilisant les notes prises alors, nous ferons surtout reposer notre exposé sur les observations déjà consignées dans notre travail et sur la suivante.

OBSERVATION XXXVII

État de mal épileptique ; Mort.

Épilepsie ancienne. — Accès assez fréquents. — Délire consécutif. — Corps fibreux de l'utérus. — État de mal épileptique. — Décubitus aigu. — Mort avec élévation notable de la température (40°,9). — Résultats de l'autopsie.

Parm..., Marguerite, 42 ans, célibataire, couturière, est entrée à la Salpêtrière (service de M. DELASIAUVE), le 10 mai 1872. — Du 1ᵉʳ au 15 octobre, P... a eu 15 accès; — le 16, 7; — le 17, premier jour de l'état de mal, 20; — le 18, 45; — le 19, 22; — le 20, 27; le 21, douze. — 22 *octobre*. P. 124; R. 40; T. V. 39°,3. — *Eschares* au niveau du grand trochanter droit, du sacrum et de la partie avoisinante des fesses. — Malgré une saignée de 200 à 250 grammes, pratiquée deux heures après cet examen, le pouls (128) et la respiration (48) ont augmenté de fréquence ; enfin, la température a monté (39°,7). — *Soir*. A 5 heures 1/2 : T. V. 40°,8. — *Mort* à 6 heures : T. V. 40°,9. Un thermomètre *à maxima*, laissé dans le vagin jusqu'à 7 heures, marquait encore 40°,9 (1).

AUTOPSIE *le 24 oct.* — *Tête.* A la face interne de la portion du *péricrâne*, répondant à l'angle antéro-supérieur de pariétal gauche, *ecchymose* de 2 centimètres de diamètre, sans trace de contusion à la peau. — Peu de *liquide céphalo-rachidien.* — Aucune lésion des *artères* de la base. — *Injection* moyennement prononcée, mais généralisée, de la *pie-mère*, sans ecchymoses. Cette membrane se détache facilement; les *circonvolutions*, d'une façon générale, sont saines; toutefois, nous devons mentionner l'existence, en quelques endroits, d'une coloration hortensia superficielle, et en trois autres

(1) Voir pour plus de détails *Mouvement médical*, 14 déc. 1872.

endroits d'une coloration rosée due à un piqueté assez fin, avec
une espèce d'érosion très-légère de la substance grise. Ces altérations, d'ailleurs très-circonscrites en largeur, s'arrêtent à 1 milli-
mètre de profondeur. — Les ventricules, les *corps godronnés*, le
cervelet, etc., sont normaux. — A la coupe, sauf une coloration un
peu jaunâtre, irrégulière, de l'une des *couches optiques*, on ne
trouve rien à signaler. — Le *cerveau* seul pèse 1,150 gr. — Les
hémisphères sont égaux.

Thorax. Légères adhérences pleurales en arrière et à droite. A la
partie inférieure du poumon droit, plaque noire d'un à deux centimètres de diamètre répondant à un îlot d'*apoplexie pulmonaire*
ayant à peine trois millimètres d'épaisseur. — *Hypérémie* très-peu
marquée du lobe inférieur de chaque poumon. Les autres lobes sont
parfaitement sains. — *Cœur.* Caillots un peu décolorés dans les
oreillettes; caillots noirs dans le ventricule droit. — Orifices, tissu
du cœur, etc., rien. — Estomac, reins, vessie, etc, sains. — *Foie*,
médiocrement congestionné; calculs. — Quelques adhérences entre
les anses intestinales. — *Utérus* : nombreux et volumineux corps
fibreux; l'un d'eux est complétement calcifié.

Ce fait, qui confirme les précédents, est surtout inté-
téressant, au point de vue anatomo-pathologique; aussi
l'utiliserons-nous dans le résumé des lésions que nous
devons maintenant reprendre.

Tout d'abord, voyons quelles sont les lésions que l'on
rencontre du côté de la tête. Le *péricrâne*, parfaitement
indemne en général, a offert, dans un seul cas, celui qui
précède, une ecchymose assez large et que, en raison
de l'intégrité de la peau, on ne peut rattacher à un traumatisme quelconque.

Saine dans un cas, la *pie-mère* fut trouvée en général
injectée, mais à un degré très-variable. Tantôt l'injection
était légère; d'autrefois, elle était assez accusée, et, de

plus, il y avait çà et là, des espèces d'ecchymoses d'un à deux centimètres. Plusieurs fois aussi, nous avons vu l'injection et les ecchymoses prédominer ou exister seulement sur un des hémisphères. C'est en particulier ce qui a eu lieu chez Dum... Cette malade avait eu, pendant la vie, un affaiblissement paralytique du côté *droit*, et les lésions siégeaient sur l'hémisphère *gauche*. Le plus souvent, la pie-mère se détachait sans peine. Cependant, chez Parm..., il y avait au niveau de quelques *circonvolutions*, de légères adhérences, de telle sorte que, après l'ablation de la pie-mère, la substance grise paraissait, à leur niveau, comme érodée. En outre, les mêmes circonvolutions avaient une couleur légèrement rosée.

Deux fois, la quantité du *liquide céphalo-rachidien* sembla augmentée. La *substance cérébrale* elle-même, à part un peu de piqueté dans un cas et, dans un autre, une coloration médiocrement jaunâtre de l'une des couches optiques, fut trouvée généralement normale. Ni la *protubérance*, ni le *bulbe*, ni la *moelle*, n'ont montré, à l'œil nu, de lésions susceptibles d'être rattachées à l'état de mal.

Parmi les lésions cérébrales anciennes observées dans ces différents cas, nous mentionnerons en premier lieu l'inégalité de poids entre les hémisphères cérébraux que nous avons notée chez Fayad... (100 gr.), Dum.. (30 gr.), Picha... (60 gr.). Dans ces trois cas, c'était l'hémisphère gauche qui avait subi la diminution de poids. L'ancien foyer de ramollissement qui existait chez Fay... rend un compte parfaitement exact de cette inégalité ; mais, pour les deux autres, et surtout pour Dum..., l'explication nous paraît difficile (1). L'induration de la corne d'Ammon du côté gauche, l'atrophie de l'éminence mamillaire et du pédoncule cérébral gauches chez Pich.., sont des lésions difficiles à apprécier, et qui sont peut-être congénitales. D'ailleurs, cette inégalité, les influences qui l'ont produite, si elles ont pu exercer une action sur la production de l'épilepsie, ne peuvent guère être rattachées à l'état de mal.

Il ne nous reste plus qu'à indiquer les *lésions secondaires* intéressant les organes autres que le cerveau, le cervelet, etc. A l'autopsie de Parm..., nous avons trouvé une *légère* hypérémie de la base des deux *poumons* et deux petits îlots, superficiels d'*apoplexie pulmonaire;* mais, dans tous les autres cas, les poumons, examinés avec soin, ont semblé tout à fait sains. — Du côté du *cœur*, nous n'avons qu'à signaler la présence de caillots noirs ou jaunâtres, principalement dans les cavités du cœur droit. L'*estomac*, la *rate*, les *reins*, le *foie*, sauf une congestion modérée, n'ont rien offert de particulier. Une seule fois, nous avons vu la *vessie* parsemée de taches ecchymotiques.

En définitive, les lésions anatomiques de l'état de mal épileptique sont encore à trouver. Des investigations ultérieures, et surtout des recherches histologiques, nous montreront sans doute quelque jour une modification de l'encéphale, qui doit être évidemment lésé, si l'on en

______

(1) Nous avons résumé ailleurs (*Mémoire sur l'inégalité de poids entre les hémisphères cérébraux des épileptiques*) l'opinion émise sur ce point par MM. Baume et Follet et, de plus, nous avons rapporté un certain nombre de faits pour ou contre l'opinion précédente.

juge d'après les symptômes que nous avons énumérés.
Nous relèverons toutefois deux particularités : 1° l'absence de lésions pulmonaires, etc., capables de déterminer l'élévation considérable de la température, mentionnée chez toutes nos malades; — 2° le rapport, qui paraît réel, entre la prédominance de l'injection de la pie-mère sur l'un des hémisphères du cerveau et l'*hémiplégie* du côté opposé.

TRAITEMENT. — Tous les agents thérapeutiques que nous avons vu mettre ou mis nous-même à contribution, demeurent le plus souvent impuissants à suspendre les accès. M. Delasiauve préconise plus spécialement les *émissions sanguines* (saignée générale, ventouses à la nuque, sangsues derrière les oreilles); il leur adjoint le *sulfate de quinine* à l'intérieur ou en lavement, la *glace* sur la tête, les boissons tempérantes et les révulsifs aux extrémités. On peut encore appliquer des *vésicatoires* à la nuque et sur les cuisses.

Les *purgatifs*, même drastiques, restent le plus communément sans action; c'est là une remarque que nous avons déjà faite à l'occasion de la symptomatologie.

Le *camphre*, l'*asa fœtida*, la *belladone* ou l'*atropine* ne nous ont point paru modifier sensiblement la marche des accidents. Nous en dirons autant du *bromure de potassium* employé par M. Charcot et par nous à des doses cependant très-considérables (12-14 gr. par jour).

De tous ces moyens thérapeutiques, s'il nous fallait choisir, nous donnerions la préférence, à moins de contre-indication formelle : 1° aux émissions sanguines, 2° aux purgatifs et 3° au sulfate de quinine.

ÉTUDES

CLINIQUES ET THERMOMÉTRIQUES

SUR LES

MALADIES DU SYSTÈME NERVEUX

PAR

BOURNEVILLE

ANCIEN INTERNE DES HOPITAUX DE PARIS, VICE–SECRÉTAIRE
DE LA SOCIÉTÉ ANATOMIQUE, ETC.
LAURÉAT DE LA SOCIÉTÉ DU BIOLOGIE (PRIX GODARD) ETC.

DEUXIÈME FASCICULE

URÉMIE ET ÉCLAMPSIE PUERPÉRALE
ÉPILEPSIE ET HYSTÉRIE

PARIS

ADRIEN DELAHAYE, LIBRAIRE-ÉDITEUR

PLACE DE L'ÉCOLE DE MÉDECINE.

1873

PARIS. — IMP. VICTOR GOUPY, RUE GARANCIÈRE, 5.

www.ingramcontent.com/pod-product-compliance
Ingram Content Group UK Ltd.
Pitfield, Milton Keynes, MK11 3LW, UK
UKHW020833120726
13693UKWH00002B/635